焦 点 解 决 短 期 治 疗 入 门 作 品

尊重与希望

焦点解决短期治疗

RESPECT AND HOPE

SOLUTION-FOCUSED
BRIEF THERAPY

许维素 ——— 著

宁波出版社
NINGBO PUBLISHING HOUSE

焦点解决短期治疗是一个入门易、精进难的咨询派别。许多实务工作者发现，从接受焦点解决短期治疗的概念，历经不同咨询派别的拉扯，到确定在焦点解决短期治疗上持续投入，需要多年的练习、反思与坚持。它的学习无法一步登天、一蹴而就。尤其是，焦点解决短期治疗创始人茵素·金·伯格认为焦点解决短期治疗之所以知易行难，是因咨询师很难保持一颗"极简"的心。在咨询工作中，"保持简单"地回到焦点解决短期治疗的思维，是需要长期自我锻炼以形成习惯的。

序　一

兰斯·泰勒

我很荣幸获邀为《尊重与希望：焦点解决短期治疗》（以下简称《尊重与希望》）这本中文书撰写推荐序。同时我特别开心能有机会推荐本书的作者——许维素教授。许维素博士是我们的工作伙伴，多年来，我一直相当钦佩许教授。

焦点解决短期治疗是一种新兴的心理咨询模式，在20世纪80年代早期正式确立。当时，焦点解决短期治疗是心理治疗领域诸多派别中的一支，于20世纪后期迅速发展，后以"后现代取向"为人所知。我们这一群早期参与焦点解决短期治疗发展的实务工作者，虽然之前是学习其他派别的，但都选择投入焦点解决短期治疗的研究中。旧有的治疗取向与这个新取向有很多差异，但许多实务工作者仍决定以焦点解决短期治疗作为主要的工作模式。

《尊重与希望》先介绍了焦点解决短期治疗独特的哲学基础。对于如何在治疗对话中解决人们认知、情绪与行为的议题，焦点解决短期治疗对人类经验的本质有着可贵的见解。焦点解决短期治疗强调，治疗师与当事人是共同建构解决之道的。这是什么意思呢？这样的立场，完全不同于以下的模式思维：治疗师视自己为专家，针对当事人的议题，传递特定信息。在晤谈共同建构历程中，语言的角色又是什么？许多进入焦点解决短期治疗独特领域的实务工作者都已发现，我们使用的语言将会激发我们在无限的机会中找寻到无穷的可能性。本书哲学基础、专业价值与人性观的章节内容，或将提供给实务工作者一个崭新的职业方向选择。

除哲学基础外，许博士在书中也介绍了焦点解决短期治疗的晤谈工具，即治疗师在晤谈中做些什么？在晤谈室可观察的具体行为是什么？这些行为的效果是什么？它们会如何影响当事人对困境的体会？治疗师又如何谈论关于改变的独特性与简易性？

焦点解决短期治疗的特色之一是，咨询将会详细探索当事人对未来的期待并给予命名。如此一来，对于困境细节的探讨大为减少，"梦想"与"希望"被大为重视，晤谈会协助当事人筑梦并踏实地步步靠近。所以，当事人的希望和愿景，才是我们需要收集的当事人问题资料的方向。

　　我特别喜欢许博士在本书中一一介绍的焦点解决短期治疗的常用技巧，特别是代表性问句。我个人认为，焦点解决短期治疗的技术看似不多，但却非常独特、明确。这些问句，在有限的变化下，在晤谈对话中被提出，真实地构建了所谓焦点解决短期治疗。提问问句的合宜性，决定于晤谈者倾听的姿态及其对问题重构正面意义的能力。我建议学习焦点解决短期治疗的实务工作者，如果想提升自己的专业能力，就需要掌握问句背后的核心要素，并通过高度的自我要求，持续专注练习一段够长的时间。只有这样，咨询师才能更熟练地应用焦点解决短期治疗。我曾受许博士邀请，至台湾讲学。在台北市的一处公园里，我看到一群人在打太极拳。我很高兴有机会站在一旁观察太极拳清晰的套路，极简禅风的动作充分展现。我想，练功夫这件事不可能有任何捷径。

　　在我的眼中，许博士是一位永远怀揣理想并不断踏实努力的人。在亚洲，要称她为推广焦点解决短期治疗的领军人物绝不为过。许博士除了致力于翻译焦点解决短期治疗丛书之外，她本人也与多位伙伴一同著有多本书、多篇文章和多篇研究论文。她还以各种可贵的方式，将焦点解决短期治疗带至世界的每一处，包括持续邀请焦点解决短期治疗代表人物至亚洲巡回讲学，或远赴重洋学习并将国际信息带回亚洲。像这样如此坚定持续务实的人，并非随处可得；而要和世界各地焦点解决短期治疗的顶尖训练师、实务工作者、研究者有所合作，又是一个充满着不确定性的挑战。肩负国际接轨的媒介角色的许博士，对 SFBT 的实务或咨询师培训工作也要求自己不断精进，并持续吸收许多不同实务工作者与工作伙伴的经验。凡此种种，都让许博士自然成为令人敬重、享有盛誉的焦点解决短期治疗训练师。

茵素·金·伯格是焦点解决短期治疗创始人之一。许博士曾经接受茵素·金·伯格的指导与督导多年。2013 年，许博士获得"纪念茵素·金·伯格卓越贡献训练师奖"，这个奖项由美国和加拿大地区焦点解决短期治疗协会专门颁发给对焦点解决短期治疗领域有多年实践经验的做出过重要贡献的人。我们有幸认识茵素和维素，也发现这两位女士有许多共同点。她们最为显著的特点是孜孜不倦地在焦点解决短期治疗实务领域追求卓越。

《尊重与希望》一书的诞生，让我不禁为本书的读者高兴，因为本书是由一位焦点解决短期治疗优秀的实务工作者所撰写。要到达熟练之境，需要有一位导师于起步阶段引领入门，又能于发展阶段实时在侧指导。不论是新进接触还是进阶学习焦点解决短期治疗的实务工作者，我衷心地推荐这本由许教授所撰写的《尊重与希望：焦点解决短期治疗》！

（作者系焦点解决短期治疗协会前会长）

I am very pleased to welcome the readers into the milu of Solution-Focused Brief Therapy as presented by one of the models most devoted practitioners. Ultimate mastery begins with exemplary introduction and evolves through intentionally organized practice with timely mentoring along the way. For both the new student and the advancing practitioner I heartily recommend *Respect and Hope: Solution-Focused Brief Therapy* brought to you by Professor Hsu Wei-su.

Lance Taylor

序 二

阿拉斯代尔·詹姆斯·麦克唐纳

我很荣幸能被邀请为许维素教授新书《尊重与希望》撰写推荐序。许教授在 2015 年荣获美国 FULBRIGHT 奖，于2012—2013 年至美国进修交流一年，也长期在焦点解决短期治疗、学校辅导的领域持续出版图书、发表文章及研究报告等。我与许教授一直在焦点解决短期治疗领域有一些合作，包括由骆宏博士创办的杭州训练工作坊。

《尊重与希望》一书首先介绍了焦点解决短期治疗的哲学基础。与众不同的是，焦点解决短期治疗是以咨询师与当事人工作的实务经验为基础的。第一篇内容正式以焦点解决短期治疗为名探讨心理咨询与家族治疗的相关著作，发表在 20 世纪 80 年代中期，其针对心理治疗成功的有效因素进行了哲学理论的检视。这一篇内容对于心理治疗、人类沟通及哲学思维世界产生了巨大的影响，改变了人们原有的观点。随着焦点解决短期治疗在世界各地应用更加广泛，其专业价值与观点在世界各地（包括欧洲、美国、澳洲、太平洋地区等等）实务与研究工作者的持续努力下不断发展。

学习焦点解决短期治疗系列技巧，是十分容易入门的。但是，对于绝大多数的实务工作者而言，学习越久，技巧的运用越是千变万化。《尊重与希望》一书也介绍了焦点解决短期治疗的晤谈阶段及重要代表技巧，它将帮助学习者更加明了焦点解决短期治疗师应掌握的原则，相信有助于学习者向着成为一位高效能治疗师的梦想前进。关于倾听、形塑、赞美、代表性问句等在本书中都有所呈现；尤其，本书还特别强调治疗师对于当事人经验所持的未知姿态与好奇之心，如何寻求当事人的所欲目标、例外经验、应对能力，以及如何掌握已被广为运用的奇迹问句与评量问句。此外，本书还提及晤谈暂停后的反馈、后续晤谈及如何结案等主题。焦点解决短期治疗师总是在心中谨记着：治疗只是一个过程，当事人的晤谈是生命中的一个经验，晤谈迟早是会结束的。

本书每章都有一个主题重点，其撰写得相当清楚扼要，同时还引用了诸多重要相关文献，包括来自不同文化、语言、训练背景的资料；由此，也可知焦点解决短期治疗已经在不同领域、场景、主题的广泛应用。每一章后，针对各章的主题有一则案例对话,并提供了一些治疗师可以自我反思的问题,相信有助于加强治疗师自我训练,并保持于焦点解决短期治疗的思维脉络中。

所以,从本书的内容与架构可知,这是一本基础且完整介绍焦点解决短期治疗的优秀专著!

(作者系英国著名心理咨询师,英国焦点解决实践协会创始人)

自　序

许维素

2013 年，宁波出版社出版《建构解决之道：焦点解决短期治疗》（以下简称《建构解决之道》）一书后，我心想下次如果再写书，至少要十年以后，累积了足够的知识与经验才能再执笔吧。《建构解决之道》出版后，收到很多朋友的鼓励与肯定，心里甚是感谢、开心。

秉持着持续推动焦点解决短期治疗的心，宁波出版社的陈静编辑，多次真诚地与我沟通如何提供不同形式的信息，让愿意学习焦点解决短期治疗的读者更快进入独特的后现代思维。与她的对话沟通，特别是她对焦点解决短期治疗的热爱与使命感，带给我很多的感动，让我愿意再次动笔。在她的多次鼓励与协助下，我们决定就我所知的焦点解决短期治疗，以《建构解决之道》一书的内容为素材，打破原有体例，再加入一些新的信息，根据焦点解决短期治疗重要的架构与内涵，以一章一个特定主题的方式集中进行阐述，并且在每章后根据该章的主题，对应设计案例对话与反思问句，以帮助读者进一步掌握焦点解决短期治疗每一个基本面向的重要概念，并能运用到晤谈的实际操作中，从而让读者快速进入焦点解决短期治疗的工作环境、气氛和节奏。这就是本书《尊重与希望》问世的一个美丽的机缘。

关于推荐序，在此特别感谢美加地区焦点解决短期治疗协会前会长兰斯·泰勒（Lance Taylor）一直以来给我的肯定与鼓励。与他的相处、对话，常让我想起和茵素互动的感激与感动。从他的身上，我总能心动地欣赏到焦点解决短期治疗的动态美丽。而阿拉斯代尔·麦克唐纳（Alasdair Macdonald）博士，是焦点解决短期治疗的欧洲重要代表人物。他如一座焦点解决短期治疗的图书馆，常提供给我们晚辈关于焦点解决短期治疗的信息，特别是其发展历史、研究成果与相关知识。他愿意为本书写序使我相当感动。前辈的陪伴，一如伙伴的支持，将大大化解学习与推广焦点解决短期治疗之路上的诸多辛苦，并转换为继续前进的可贵动力。

本书共有十五章，每章都有重点，一一介绍了焦点解决短期治疗的主要哲学理论、重要架构以及代表性技巧。从本书各章节的架构不难看出，焦点解决短期治疗是一个容易入门的咨询派别，而焦点解决短期治疗的应用也很容易带来实务工作上的效果。然而，"简单，并不等于简化"，"简单，不等于容易"。焦点解决短期治疗的入门虽然容易，但精通或熟练运用焦点解决短期治疗却是相当困难。许多实务工作者也发现，从接受焦点解决短期治疗的概念，历经不同咨询派别的拉扯，到定位于焦点解决短期治疗的投入，常需要多年的投入、反思与坚定选择。一如专业训练与发展，无法一步登天、一蹴而就。尤其是，焦点解决短期治疗创始人茵素认为焦点解决短期治疗之所以知易行难，其实常是因为咨询师难以保持一颗"极简"的心。焦点解决短期治疗的原则都很简单易懂，一如很多的生命哲学，但做起来不容易，尤其当咨询师面临困难而复杂的情境时，在咨询工作中"保持简单"地回到焦点解决短期治疗的思维，则是一个需要自我锻炼的习惯。所以，我非常期待本书的架构与内容，能成为想要学习焦点解决短期治疗极简哲学的实务工作者的一个继续向上迈进的垫脚石。

目　录

1　范式转移的代表 / 002
焦点解决短期治疗的兴起与咨询哲学

SFBT 晤谈的焦点是以现在与未来为导向的,其主要任务在于探讨当事人所欲的未来,以及需要做什么以达成想要的不同,而非以过去的问题或现在的冲突为主要核心。SFBT 是一个"希望与尊重的实用主义"。

2　尊重的赋能 / 026
焦点解决短期治疗的人性观与专业价值

SFBT 相信,"复原"开始于当事人愿意来谈、愿意改变的那一刻;无论何时,都可以创造出自己想要的未来。因此,聚焦于未来的探讨,将会比探索过去更能提升人们的能力,走出想要的人生之路。

3　合作理解的基础 / 054
焦点解决短期治疗的咨询关系

SFBT 咨询师对当事人怀有真诚、好奇的心,接收当事人的各种知觉,并展现出一种愿意倾听的姿态。SFBT 咨询师的好奇心是以知觉为焦点,并朝着建构解决之道的方向前进。

SFBT整个解决式谈话的共构互动过程，正是一个引发当事人改变的介入历程。SFBT的代表性问句，促发当事人通过个人知觉中的过去例外经验、现在的目标及未来可能性，逐步形成与建构属于自己的解决之道。

SFBT坚持要由当事人的立场、以当事人的语言，确认出当事人的偏好未来与所欲目标，因此也符合了短期治疗"知道何时是终点"的理念，以能倒回来引导晤谈方向的开始与前进。

例外，即优势、资源、力量、成功的统称。持"优势观点"并看重如何引发当事人"自我赋能"的SFBT强调：例外的思维是找寻优势、方法与资源的放大镜；例外的内容是形塑自我赋能与解决之道的重要素材。

SFBT 咨询师将会置自己于"身后一步引导"的位置,一方面尝试理解当事人,并确认自己对当事人的理解是否正确;另一方面还会思考如何让当事人回答问句时,能够引发自我赞美的"自我赋能"效益。

在开场阶段,需要用理解、共情、支持当事人各种主观知觉与反应。同时,大量使用目标形塑的未知态度问句,能协助当事人开始知觉与形成生命的各种可能性,提高当事人的自信,并愿意开始采取行动改善现状。

欣赏与赞美是 SFBT 晤谈的基调。在当事人能看到自己的优点、资源、成功时,其自尊感会立刻提高,面对问题的困难感或改变的恐惧感就会降低,对于问题常会产生新的正向观点,也会更愿意着手处理面临的困境。

范式转移的代表

焦点解决短期治疗的兴起与咨询哲学

SFBT 晤谈的焦点是以现在与未来为导向的，其主要任务在于探讨当事人所欲的未来，以及需要做什么以达成想要的不同，而非以过去的问题或现在的冲突为主要核心。SFBT 是一个"希望与尊重的实用主义"。

一、呼应社会的脉动：焦点解决短期治疗的兴起

随着后现代时代的来临，咨询的学派已有所变迁。焦点解决短期治疗（Solution-Focused Brief Therapy，简称 SFBT）晤谈过程不同于以问题为焦点的传统咨询取向，转以侧重"建构解决之道"为焦点，让当事人来谈问题的"解决之道"可以从咨询晤谈互动中浮现、厘清、"概念化"，并逐步建构之。SFBT 属于短期治疗中的一支，也被称为后现代及社会建构论取向，是心理治疗范式转移的代表之一（Kim, 2006）。

自 SFBT 创始人之一，史蒂夫·德·沙泽（Steve de Shazer），在 1982 年著书发表 SFBT 的相关论点开始，SFBT 的发展已有三十多年的历史。源自家族治疗的 SFBT 是由史蒂夫·德·沙泽、茵素·金·伯格以及多位来自不同背景的伙伴所组成的工作团队率先提倡的。20 世纪 70 年代期间，他们不满足于当时主流治疗取向及其操作方式，通过与团队在单面镜后细心地观察整个心理治疗过程，以正式与非正式的聚会细致地探讨咨询录像带，并聚焦于"使当事人满意的有效介入"，探究晤谈效果与咨询介入之间的关系，从而不断修正与发展了 SFBT 的哲学观点与代表技术。终于在 1978 年，德·沙泽和伯格的团队在

美国威斯康星州密尔沃基的短期家族治疗中心（Brief Family Therapy Center，简称BFTC）建立了属于自己的机构，SFBT这一新兴学派正式创立。之后，德·沙泽与伯格的团队便一直以这个新颖的咨询取向来与当事人工作，并持续努力使SFBT的专业特征更加明确、独特（de Jong & Berg, 2012; Franklin, Trepper, Gingerich, & McCollum, 2012）。

所谓"最好的实务"，即对特定当事人 — 咨询师系统是"有效"的（Fiske, 2008）。SFBT一路的发展，都以咨询的"有效性"为最大引领指标。SFBT就是通过临床实务结合研究历程来检验、确认咨询的有效性，并非如一些学派是先有理论假设，再加以验证之。也因此，SFBT的有效性深得实务工作者及当事人的好评（Trepper, McCollum, de Jong, Korman, Gingerich, & Franklin, 2010）。关于SFBT的疗效，正如诸多SFBT专家在汇整SFBT的研究后宣称：SFBT具有一定程度的实务价值，可以产生正向的治疗效果，特别在个人行为改变上有成效。也就是说，SFBT被证实具有与其他学派一样程度的效果，也适用于不同文化族群。而且，对于特定议题以及某些类型的当事人，SFBT所需的晤谈次数更少和更经济，甚至比其他取向更能满足"当事人自主的需求"。

在不到三十年的时间里，SFBT已广为人知。SFBT的相关著作、研究及其应用领域亦不断增加，其中包括：社区心理卫生中心、州立与私立医院、心理和社会工作机构、学校与牧师协谈工作机构、儿童保护服务机构、收容福利机构与监狱司法系统、企业机构组织等场所；中小学生、青少年、成人、夫妻、家庭、偏差行为学生、辍学学生、高关怀族群、特殊教育学生与家长等对象；药酒瘾、网络沉迷、非自愿个案、过动或其他行为问题、精神疾病、家暴与虐待、亲子关系、生涯、低自尊、情绪与创伤、危机干预、人际关系等主题，以及个别咨询、团体咨询、家庭咨询及督导、网络咨询、管理与教练等领域。SFBT 真可谓一个实用性与应用性高的咨询派别（许维素、郑惠君、陈宇芬，2007；许维素、蔡秀玲，2008；许维素 2009 & 2013；de Jong & Berg，2012；Franklin，et al.，2012）。近二十年，SFBT 也开始进入中国台湾地区、中国香港、中国内地，以及新加坡、马来西亚、韩国、日本等亚洲其他国家和地区的咨询服务工作之中；特别是因 SFBT 与华人文化的契合，使其深受华人区域实务界好评（Hsu，2009；Kim，Franklin，Zhang，Liu，Qu，& Chen，2014）。一如麦克唐纳（2011）强调的，虽然 SFBT 并不能适用于所有人与所有事情，但是，所有的人与事皆可试着采用 SFBT 这个取向来提供协助或介入。

　　美国咨询领域大师科里（Corey）（2013）已认可着重于解决之道及未来导向的心理治疗疗效，也同意协助当事人通过以解决之道为焦点的晤谈，让当事人以个人优势来重新导向晤谈方向，如SFBT这类的短期心理治疗将有机会在很短时间内发挥效用。然而，SFBT"短期"治疗的色彩，并非指一定得在特定次数的短期内工作，反而是强调"不做没有必要的晤谈"，它所秉持的工作哲学不同于传统取向，不受限于晤谈次数的思考，更彰显了SFBT的独特性。明显可知，SFBT是能在较短期内达到一定的治疗效果的，并获得当事人改变的加速与持续、治疗满意度的提高，以及较少的咨询师专业耗竭，相当符合临床实务、政府部门、保险制度等现代社会需求（Kim, 2006）。

因此，SFBT以短期为导向，以解决之道与优势为晤谈焦点，不重视过去及历史，看重现在及未来的时间点，能在较少的次数下达成较高的咨询效益（Bond, Woods, Humphrey, Symes & Green, 2013; Gingerich & Peterson, 2013），是一个相当值得在华人地区推广的咨询派别。

二、焦点解决短期治疗核心咨询哲学：从社会建构论的 影响谈起

由于SFBT创始人德·沙泽阅读兴趣广泛，SFBT受到影响的思潮包括格雷戈里·贝特森（Gregory Bateson）早期的沟通学作品及系统观点、米尔顿·埃里克森（Milton Erickson）催眠心理治疗取向、帕洛·阿尔托（Palo Alto）之MRI策略学派、

东方佛教与道教思想等（de Shazer，Dolan，Korman & Trepper，2007;Trepper et al.，2010）。其中，社会建构论的诸多观点，特别能说明 SFBT 的哲学精神。

（一）社会建构论的重要观点

过去，现代理论者看重客观与科学的观点，强调唯一、外在的现实，探寻着人们的本质与真实，认为人们寻求咨询来谈问题，是因为当事人认为的问题背离了大众认定的"正常"行为范畴。而且，来谈的问题是因为过去的经验决定了现在的行为，值得加以揭露。然而，迥异于这些现代理论的个别治疗与家庭系统治疗工作重点，社会建构论特别看重以下几个观点（Corey，2013；Kim，2006；Hearling & Bavelas，2011；Nelson & Thomas，2007）：

1. 社会建构论并不认为任何的知识是理所当然的存在。这一观点挑战着传统既定的、约定俗成的知识来源，也提醒着人们应质疑对世界"应为如何"的假设。社会建构论强调多元差异的框架及每个人的独特性，看重拥有知识的每个人自身的整体与彼此间的合作。亦即，社会建构论相当看重当事人"主观"认定的现实，不会质疑其是否正确或合于逻辑；也特别呼吁，没有所谓如何过好生活的"正确"或"唯一"的方式，也没有哪一个人所理解知识的方式要比另一人更为优秀。

2. 社会建构论认为，描述与了解"世界为何"的语言与观点，具有基于个人历史与文化脉络的独特性与关联性。任何对现实的了解都是基于语言的使用，以及人们处于其生活情境中实际的功能运作；特定主流社会脉络中的历史事件与语言的使用，对个人真实的范畴会有所影响与限制。亦即，当事人描述自身故事的语言形态与用字，创造了当事人经验的独特意义；而每一个诉说故事的当事人，会受到主流社会价值的影响，但仍有其对特定情境的主观知觉与立场，而其表达也有着受成长历史与文化环境影响的、不同于任何一个人的独特个人化真实。

3. 社会建构论认为，知识不是来自孤立的心及个人化的经验，知识与语言并不是固定不变或普遍存在的，也不存在着语言表达者背后深层的结构。人类的知识是被"建构"而来，非既存而被发现的；而且，知识是需要依赖"脉络"而存在的。知识与意义是人们解释历程的一些方向，是基于交谈的参与者之间的关系基础，是由他们共同完成并一起协商而得的。知识是源自人们相互主观性以及互动关系的特殊性，通过对话诠释、分享及关联经验的过程建构、创造出来的。亦即，所谓"知道、了解、懂得"等知识，是通过人们彼此之间的对话沟通与人际互动，在参与对话者的彼此之间特定关系与当时对话的情境脉络的条件下，一起相互激发、激荡，形成超出预期的理解或结论。

4. 由于社会建构论相信知识的建构是透过"社会互动"而来，所以所谓知识与社会互动是同时并存、相互影响、共同建构的。换言之，人们在社会关系中创造了意义。众人所认为的"事实"是人们日常生活中与人互动的产物，且人类生活的本质是"社会性的故事化生活"。而所谓"理解"，亦是从社会互动中相互协商而来，这些协商得来的理解，被视为会很实际地影响社会生活中的实务运作，并非仅是抽象的概念而已。一如社会行为最重要的层面是沟通的影响，沟通亦是社会的行为顺序里最重要的因素一般，每个人在与不同的人沟通时，其行为受到影响而会有所不同。于是，在沟通互动时，要去理解整个沟通脉络与历程，而非只着眼于单一事件与讯息；改变一个人更重要的，不是仅仅处理内在议题，而是可以通过改变沟通互动以及外在系统来达成。

（二）社会建构论与 SFBT 咨询理念

社会建构论的工作哲学影响 SFBT 的诸多信念。呼应社会建构论，当事人对问题的解决之道并没有绝对正确的选择，应由拥有资源与力量的当事人来加以建构、编辑。在心理治疗中，并不高估专业人员的专家角色，而更看重当事人是自身生命的专家，置当事人于一个优势位置，认为当事人能够理解自己、知道什么对自己是最好的，以及能够产生对其生活经验的意义。换言之，咨询的历程是由当事人与咨询师共同建构出的一种彼此想要的现实，咨询师不诠释或建议当事人问题，而认为当事人对于他自身生活与问题的主观看法，是更为重要的。亦即，当事人与治疗师平等的位置与合作的关系更被提倡，甚至是比评估咨询技术更为重要的评量。

毫无疑问，SFBT 把咨询当作一个独特的过程：咨询师主动投入于协助当事人以不同的方式与角度来重新诠释自己及其所处的情境、个人的行为、人际互动及模式，进而运用既存的力量与优势来确认与发展自己的解决之道。一如社会建构论所言，SFBT 相信，在心理治疗过程中，所谓"来谈问题"存在于当事人的个人化的语言、经验与脉络之中。咨询过程即是在描述当事人经验本身的同时，在个人历史与情境中，脉络化地理解当事人，尝试站在当事人的立场，理解当事人所处的情境。在咨询历程中，SFBT 的咨询师并非找寻或进行绝对化的解释与诊断，而是在不特别注意当事人历史背景及病理诊断之下，特别注重倾听当事人如何主观地理解自己所关注的议题及身处情境的知觉，包括他们使用什么语言及如何描述自己的故事（Nelson & Thomas，2007）。

由于"沟通"是心理治疗的基本工具，在心理治疗的沟通过程中，晤谈中所产生的知识并不能单靠咨询师或当事人来启动，而是一种彼此对话的产品，是双方参与者的共同资产。一如社会建构论的论点，心理治疗的晤谈对话以及寻找解决之道的过程，都是由咨询师与当事人在合作关系中一起发挥创造力而得的，且此共同合作的过程是通过每一时刻的、可明确辨认的互动与共同的理解基础而形成的。为了理解当事人并帮助他们建构所欲的改变，了解当事人的叙述（如一些描述词汇的定义与方式）以及对其语言历程的解构（如重新正向定义），是咨询工作的核心之一（Corey，2013；Kim，2006；Hearling & Bavelas，2011；Nelson & Thomas，2007）。

为了提供协助，SFBT 也相信，人们不是借由搜寻新信息来解决问题，而是通过重新整理已知的一切来突破困境（de Shazer，et al.，2007；Nelson & Thomas，2007）。SFBT 咨询师会引导当事人厘清内心以希望问题解决后的不同生活作为咨询目标，并促发当事人懂得善用既存的个人优势与内外在资源，来逐步建构出让当事人可以美梦成真的特定行动方式。尤为可贵的是，SFBT 重视实际生活的功能运作及主观脉络的考量，当事人在治疗脉络中与咨询师所共同创造的关于改变的行动信息，也需要符合当事人的生活脉络，如此当事人在离开咨询室回到自己生活时，能立即落实行动，其改变也将会变成足以内化的、持久的、类化的行为（Trepper et al.，2010）。

(三)以解决之道为焦点

受社会建构论的影响,对于前来咨询的当事人问题的解决之道,SFBT 所秉持的观点为:

* 咨询的基调是基于"建构解决之道",而非问题解决。亦即,晤谈着重于谈论如何运用既存策略达成所欲目标,而非讨论问题如何形成与消除问题。

* 解决之道(如所欲目标、偏好未来与具体行动)即在当事人的个人经验之中。例如,咨询师如何看到当事人拥有的资源,如何相信当事人想要的目标是有其个人的意义,并能尊重协助之。

* 咨询工作的重点之一在于辨认与强化潜在的解决之道。例如出现在过去类似的情境中、在目前某些时候或在类似情境下,曾经有效处理问题的方法,或者曾对其他人有帮助之处。

* 事情没有绝对的因果论。当事人的解决之道,也不见得必然会与任何被当事人与咨询师所确认的问题有着直接的关联。例如,当事人对于目前工作不满意的议题,不见得是个人对现实不切实际的期待所造成的,而是追求可更佳发挥自己实力的空间及合理薪资的动力。

* 问题不见得能被解决,但解决之道仍可尝试被建构。例如,对于已然发生的慢性病,讨论如何应对而不使其更糟。

* 发展解决之道历程的语言,不同于探讨问题的语言。例如,"想要面对压力能平稳应战"的描述,是不同于"面对压力习惯逃避"的负向标签的。

* 谈论更多解决之道而非问题,将促使当事人拥有处理问题的主控权。例如,讨论如何于相关情境中具体行动,会比归咎原因让当事人更觉得有力量、有掌握感。

* 适合的解决之道,不见得适合另一个人。每个人是独一无二的,其所需要的解决之道也有其独特性。咨询师不可强加个人专业知识而替当事人选择目标或行动策略。

具体举例而言,在晤谈中,SFBT 咨询师常会好奇地提出问句想要多加了解当事人,因为咨询师是位于一个不预设、想了解眼前这位当事人独特处境脉络的学习者的位置。而提出问句的方式是让当事人根据他的生活历练与经验,自行回答这些问题并拥有决定答案内容的主控权,而并非由咨询师替当事人发言,或提出适合多数人的普遍问题。咨询师常询问的问句之一,如评量问句:"以1分到10分,10分是你希望的情况发生了,1分是问题很严重。10分的情况是什么?你目前在几分的位置?你是怎么帮助自己到达目前这个分数的?何以没有低于这个分数?若要前进1分需要发生什么?你如何帮助这1分的发生?"在这样的问句结构中,并非以探讨各种个人与家庭的历史原因为主要的咨询方向,而是先厘清当事人自身想要的结果,再探讨远离问题的一些既有能力或方法,进而探讨一小步及如何逐步达成所欲目标,在此同时亦能更加懂得如何与问题共处或自我照顾。

因此,深受社会建构论影响的SFBT,乃以现在与未来为焦点,以可能性及目标为导向,重视当事人的愿景、目标、优势、复原力、成功经验及有效用之处,颠覆过去看待问题及解决方法的窠臼,强调应减少对过去的失误、个人的弱点、问题及病理诊断的关注,可谓是"以胜任能力为基础的模式"(许维素,2014)。

三、阴阳太极的动态思维

基于前述,对照传统的以问题为焦点的咨询取向,SFBT有其独特的咨询历程重点(Corey, 2013; de Shazer et al., 2007; Trepper et al., 2010),如下表所示:

以"问题"为焦点的晤谈重点		以"解决之道"为焦点的晤谈重点	
抱怨	何处被控制	愿景与目标	何处有影响力
过去	咨询师知道最多	未来	双方的合作
何者有问题	复杂化	何者有效用	简单化
对问题的假设	顿悟	正向特质与优势	行动
缺点	预测	资源	第一小步
僵局		进展	

表 1.1　不同咨询取向晤谈历程焦点的重点对照

　　表 1.1 中的各项概念，若以一个阴阳太极图来譬喻 SFBT 的独特性，以问题为焦点的咨询取向，看重的是探索黑的部分，如抱怨、问题、缺点、僵局；而 SFBT 深入探讨的则是白的部分，如目标、资源、优势、进展（见图 1.1）。对于如何促发改变，以问题为焦点的咨询取向，相信内在动力复杂化的顿悟是最为重要的方向，而 SFBT 则认为形成可以朝所欲目标前进的具体行动，是启动改变的第一步，是最为重要的选择。此外，以问题为焦点的咨询取向，希望能找到形成问题恶性循环的模式，进而打断之并重建行为模式；而 SFBT 的意图，则是直接找寻可以立刻造就正向循环的力量与要素，进而立即串联以形成正向循环，如此，自然便取代了恶性循环的存在。

　　若再以咨询的动态历程来解读，当事人刚开始晤谈的时候，往往只会谈到问题（如图 1.2 中黑的部分）。经过 SFBT 的历程，当事人开始看到自身的目标、资源、优势、力量，正向知觉

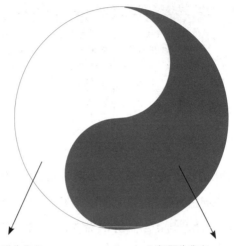

以解决之道为焦点：   以问题为焦点：
目标、动力、力量、优势、资源等   历史成因分析及形成新策略

图 1.1　不同咨询取向晤谈历程焦点的示意图

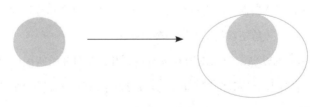

图 1.2　扩大正向知觉比例

（如图 1.2 中白的部分）不断增多，那么黑的部分即使没有任何改变，在当事人的知觉里，黑的部分所占的"比例"，将会相对减少。换言之，在当事人正向知觉扩大、看到自己的目标与优势力量之后，再回头看问题，对于问题的定义、感受以及原本想要的主题都会随之改变。而这也是 SFBT 最为看重的"知觉"扩大与转移的工作。

具体举例而言，面对一个跟先生沟通时常争吵的妇女，SFBT 咨询师除了了解夫妻争吵的现状之外，更会停留探讨的是：谈恋爱或婚后没有吵架的时候，是如何在沟通的？争吵较轻微或较短的时候是如何发生的？争吵中所反映的双方在乎的方面，有何差异与共同看重之处？双方对沟通与争吵的期待及其反映的可贵情感与各自看重的是什么？结婚多年来争吵的情况有无变化？何以能变得更好？如何处理好争吵的结尾，让争吵的历程对婚姻有正面的贡献？在专注于探究这些包括目标、资源、行动的"白"的正向面时，再看到争吵的"黑"的负向面，当事人往往更能看到婚姻中的沟通与争吵的正面意义以及有效处理沟通的方法，而产生目前这些问题没有这么严重的知觉转变，改变的意愿与信心也容易大大提升。之后，若能参考成功经验而立即尝试采用目前可行的有效方法，将容易改善目前的沟通模式，往期待的婚姻互动前进。

SFBT 这种检索与造就正向循环与扩大的过程，较之问题导向派别所需的时间将会来得短些；并且，这样的咨询模式也容易让当事人觉得咨询过程并不那么痛苦。除了能更相信自己是有力量可以去面对问题的，也更容易信任咨询师而投入到改变之中（许维素，2009 & 2013）!

四、结语：极致希望与尊重的发挥

由于 SFBT 晤谈的焦点是以现在与未来为导向的，其主要治疗任务在于探讨当事人所欲的偏好未来，以及需要做什么以达成想要的不同，而非以过去的问题或现在的冲突为主要核心。当然，SFBT 晤谈都是以使当事人如何更为健康地适应为主方向的。SFBT 的核心假定是：咨询的目标是由当事人所决定的，而咨询师的任务则是以尊重的、合作的、不评价的姿态，在当事人价值观及其逻辑推论的参照架构运作内，针对当事人所欲目标协助其建构出具体化、正向化、行动化、情境化的小步骤，并平稳地一步步前进。也由于当事人的解决之道是以其个人真实的生活为基础，而非其他专家的强势灌输，所以 SFBT 相当适用于各种文化背景的当事人（Macdonald, 2007; Kim, 2013）。

21 世纪，SFBT 归属于社会建构论的一支，展现了心理治疗领域重要的范式转移，其影响甚巨，也为咨询实务工作提供了更为广阔的多元观点。最为重要的是，一如伯格与多兰（Dolan）（2001）所言，若要为SFBT下定义，则可直言SFBT是一个"希望与尊重的实用主义"！

案例对话与反思活动

一位母亲来谈，担忧着青春期孩子的交友不慎。由于严格批评孩子判断力低、封锁孩子对外联络方式，孩子表示不满，与之产生激烈冲突。这位母亲十分挫败，希望得知如何解套。

在初步了解情况后，咨询师尝试询问母亲的期待："你这么爱孩子、希望保护孩子，所以，对于你出手处理孩子的交友问题，你最希望可以看到什么结果？"不预设地尝试理解当事人的目标看是否可以成为晤谈的大方向，而非以检讨母亲或孩子的错误作为工作的重点。

"当然是希望孩子与这个很危险的朋友分开啊！这个人不能当朋友，游手好闲，常上网啊。她的生活应该跟以前一样规律，也应回到正轨，好好读书啊！"母亲坚定地说。

"你真的很为孩子着想，相信这样对孩子是比较好的选择。而当她能做到时，你们的相处又会有何不同？"咨询师继续问。

尊重母亲的价值，具体探究她想要完成的目标，但也开始让母亲将焦点转到两人之间的互动。

"就会像以前吧，大家平平安安、平平静静地过日子。两个人就是可以好好地、理性地说话，不像现在啊，她一直反驳我，大家日子都乱了。"母亲气愤地回答。

"孩子目前跟你的看法很不一样。但是，基于过去你对孩子的了解与相处经验，当你采用什么样的方式跟孩子沟通，比较容易让孩子接受你的意见?"咨询师推进地引导母亲看到双方立场的差异，并企图联结母亲过去经验中的资源，看看是否可以成为建构解决之道的一个素材。

母亲低头思索了一会儿："我先生提醒过我，我越是着急，孩子越不容易听进去。当我好好分析给孩子听时，她至少能安静地想一想。"

"好好地分析是指什么呢?"咨询师深入追问优势的运作细节，以催化母亲更为意识化。

"分析优缺、分析结果之类的。"母亲继续思索着。

"你注意到了吗? 当你的分析是你女儿能接受的、愿意安静想想时，你是用什么样的态度、口气、方式和立场等在说着?"

"就是很平常的样子。"

"很平常是指……"

"好像不很严重，在聊天，没有一定要她接受，只是提供一番见解而已。"

"哇，你一开始怎么会知道这样的方式对你的孩子有用的呢?"咨询师的赞美让母亲可以更能肯定自己并联想自己胜任之处的成功要素。

"青少年就要这样啊，欲擒故纵啊，不然她就会为反对而反对啊。可是这次我气疯了，上次跟她讲话的时候，就没有办法这样平静啊! 结果我们冲突更大 …… 唉。"母亲反思着。

"一位爱孩子的母亲，面对孩子交友可能存在的危险，担忧、着急是很自然的反应，且你真的知道如何跟青少年沟通啊。"咨询师再次赞美以凸显母亲的优势。"那么，如果有机会问你的先生，他会提醒你如何让你的担忧着急可以平静下来，好让你可以用很平常的样子跟孩子讲话?"从先生这位生活中实际存在的资源人士角度，企图引发母亲思考的可能性。

"嗯，先找朋友、我妹妹谈谈啊，讲一讲话，就比较能平静自己吧。先让自己的情绪平静下来很重要! 这我应该知道的啊! 怎么这次给忘了。"母亲若有所思地回应。

咨询师重复归纳强调着适合母亲的独特有效方法:"看来先平静你自己，你就能想到、做到如何好好分析给孩子听，而且也比较能用很平常的、聊天式的、没有一定要她接受的方式来说话，这样的效果会更好些。"

"是的。像这次我来这里跟你谈谈，现在就好多了。我想我可以跟我先生、妹妹再多聊一下我的担心。"母亲的知觉正在改变着，她在接纳问题的同时，也看到既存的资源与方法。从母亲生活经验中抽取成功要素，解决之道正逐步建构着。

意图扩大思考向度，咨询师继续引导当事人："如果今天谈完后，你回家再跟先生、妹妹聊后，你预备好了，你很平静了，你可能会怎么好好分析给孩子听？如果我有机会问你的孩子，她会告诉我，你说的哪些话对她最有帮助、最能让她了解你的在意与关心？"从孩子的角度出发，引导着母亲在实际的生活及亲子互动脉络中，预演着未来可能的具体行动与效果。

"我应该要先说，我知道你很喜欢这个朋友，他很有趣，有创造力，我也知道你很想要有朋友可以解闷，不是一直读书。"母亲立即回答。

"你怎么会想到这样的开场呢？这样的开场对你的孩子很重要？"咨询师看到母亲思维细微的改变与进展，继续鼓励其觉察。

"就是我的孩子觉得我在批评她的朋友，觉得我怀疑她的判断力，只看重功课，真的是……"

"你很了解你孩子的想法啊。所以，如果你先说的是，知道你很喜欢这个朋友，他很有趣，有创造力，也知道你很想要有朋友可以解闷，不是一直读书，那么她可能会有什么不同反应，会跟之前不一样吗?"

"可能……她会安静一点,还会跟我辩论一下,不会像现在一样大骂我或不理我。……是啊,我了解我的孩子啊,但一着急生气,什么都忘了说啊!我实在……"母亲突然陷入停顿。咨询师等待着。

许久,母亲吐了一口长气,语重心长地说:"回答你的一连串问题让我反省到,一位担心孩子会受伤的母亲,情急之下出手介入,却伤到了孩子,伤到了我们的关系,把孩子推得离我更远,这岂是一位母亲所愿?你问的问题让我有一种退后一步观看全景的感觉,再次思考怎么做才能对孩子、对我们都好。唉!母亲真的是一个得一直跟着孩子学习成长的角色……"母亲若有所思地分享着……这番合作式社会互动的咨询对话,激发与建构母亲新的理解与发现。

咨询师自我反思

1. 对于 SFBT 以建构解决之道为焦点的各个观点,我目前个人理解为何?每一项是什么样?哪一项最低?

2. 上述案例对话过程中,哪些对话是聚焦于"以解决之道为焦点"的?

3. SFBT 咨询师认为当处于问题困扰中,若能看到自己已经拥有的资源、已经做到的行动时，对于问题带来困扰的知觉会有何转变？我个人的经验是什么？

4. 观察一下，晤谈中的咨询师与当事人在咨询室内的社会互动是如何相互影响，并催化当事人形成新的观点与想法的？

5. 对于每个人独特生活脉络所形成的主观经验，以及人们的多元差异与彼此合作的观点，我能接纳的程度是什么？在我担任咨询师时，这些想法又会有什么变化？在上述的案例对话中，咨询师如何展现这些尊重的态度？

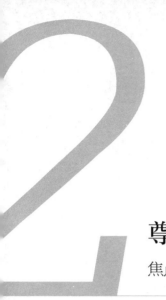

尊重的赋能

焦点解决短期治疗的人性观与专业价值

　　SFBT相信，"复原"开始于当事人愿意来谈、愿意改变的那一刻；无论何时，都可以创造出自己想要的未来。因此，聚焦于未来的探讨，将会比探索过去更能提升人们的能力，走出想要的人生之路。

各个咨询学派所秉持的人性观以及专业价值，会影响咨询专业关系的建立、咨询技术的介入以及咨询历程的发展，可谓是各咨询学派专业工作的"灵魂"。特别是咨询师身处目前这个咨询范式不断转换的时代中，面对实务工作中的模糊地带，这些人性观与专业价值将会是导引咨询师做出决策的重要参考（Berg，2003）。所以，除了基础的、共通性的咨询原理，咨询师还需要理解各咨询学派的人性观以及专业价值，才能发挥其代表技巧的意义。

一、焦点解决短期治疗的人性观

强调发展性、复原力、去病理化、尊重好奇以及实用主义的 SFBT，相信人们是健康的、有胜任能力的。在面对生活带来的种种挑战时，是能够建构自己的解决之道以提升个人生活的。SFBT 所秉持的人性观，可归纳为以下几类（许维素，2013；Corey，2013；Nelson & Thomas，2007；Trepper et al.，2010）：

1. 和谐人我的信任

*　每个人都希望被人尊重，也愿意尊重别人。

* 每个人都希望自己很好,也希望维持仁慈、道德、友善、礼貌和诚实。

* 每个人希望自己可以更好,希望能改善自己的生活。

* 每个人也希望别人过得好,尤其是想使他们所爱、所尊重、所景仰的人的生活,能有所改进。

* 每个人都希望与别人和睦相处,也希望被别人接纳,并归属于某个团体。

* 人们都希望留下正向美好的足迹,并对世界具有正面的贡献。

2. 资源性的优势力量

* 每个人都有力量、智慧及经验去改变;当人们被允许、鼓励时,常拥有惊人的资源力量。

* 每一个人虽然不见得都能做到想做的事情,但都拥有优势、资源与能力去解决自己的问题,不管处境是多么艰难。

* 在非常困难的处境下,每一个人都已经全力以赴地应对着。

* 人们拥有自然的复原力,也会持续运用这个复原力来改变自己。

3. 未来导向的思维

* 一个人会被过去影响,但不会被过去所决定。

* 人们会从个人经验和历史中,拥有克服困难的能力与资源。

* 人类行为与大脑、基因或环境有关联,但不会被其所控制, 其反而提供了无限变化的可能性。

* 未来是可以被创造与再协商的。而一个人想要的未来会 影响他现在的行动方向。

4. 独特自主的个体性

* 每一个人都是独特的。任何两个人的经验都是不同的,无 法被另一个人的观点所决定、所建议。

* 相信任何时候人们都会为自己做出当时认为是最好的 选择。

* 每个人都是愿意努力实践自己构想出来的意见的。

基于这样的人性观,在咨询中,SFBT 咨询师对于来谈的当 事人所持的信念是:
* 当事人不等于他们的问题;当事人是当事人,问题是问题。
* 问题常发生在当事人与人的社会互动之间,而非当事人的

个人内在。

* 有问题并不是暗示着当事人有弱点；来谈问题只是"暂时"让当事人卡住或困扰之处。而来谈问题以外的其他部分，当事人是足以应付的。

* 当事人是带着解答与资源而来的，只是他们不知道自己已经知道答案、拥有资源。

* 当事人最了解自己的现状，也具备足够的能力来判断，在过去与未来，对自己而言，何为目标、何为进展、何者有用、何者无用，以及何时结案。

SFBT 对当事人所持的人性观，乃为乐观积极取向，充满人性本善价值的展现，并持续展现着坚持以当事人为决定者的高度尊重（许维素，2014）。

具体举例而言，SFBT 不会以忧郁症患者来直呼当事人，而会以"目前暂时被忧郁症所困扰"的观点来看待之，以尝试把忧郁议题与当事人的价值分开。咨询师除了会大大肯定当事人前来晤谈正代表着想要改变自己的一个决心，也会在合适时机探讨当事人如何尽力帮助自己稳住病情而没有更糟、何时不为此所苦、何以能有不用服药的阶段，以及其他平顺优秀之处，而促使当事人觉察自己已然尽力以及能够自发自助的方法，进而联结这些经验来实现如何帮助现在的自己。即使外界视这些当事人为病人，但 SFBT 咨询师仍会视他们为一般来谈者，好奇地探究当事人目前最想要谈的主题或对现今生活最大的期望，而不会只局限于病症的了解而已。因为前者更能激发当事人突破现状的意愿与信心，也鼓励允许他们拥有生命的自主性。往往，当事人为了要去追求自己想要的目标，如有社交活动，他将会更愿意学习如何自我照顾以稳住病情，从而增加与人互动的机会。

同样地，对于当事人未来向往、晤谈目标以及如何靠近目标的一小步行动，都是与当事人对话后，激发当事人的思考，最后尊重当事人的选择与决定所产生的，这种尊重也常会提高当事人的执行意愿及自我效能。至于具体的行动执行，则着重于"现在做什么是有一点点效果"之处，且展现不归咎当事人过去、接纳现有情绪、学习安稳情绪的意图。当一小步的执行成功时，咨询师还会归功于当事人，并与当事人讨论如何做到、如何继续做，让当事人的合理自我掌控能够逐步增加。倘若一小步的行动失败，则与当事人探讨从这经验中学习到什么帮助自己的有效原则，也会因此促使当事人更加接纳所谓失败，并转化失败的意义与价值。凡此种种信念与介入方式，对于现阶段被忧郁情绪困扰的人来说，都是很有意义的疗效所在。

二、焦点解决短期治疗的专业价值

"专业价值"即是对专业的基本承诺与认同，以及评量咨询专业可被接受的程度与向度。对应其人性观，关于 SFBT 的专业价值，参考德容（de Jong）与伯格（2012）的观点，总结为以下几点。当然，这些专业价值是相互联结、彼此影响的，也会在 SFBT 晤谈中持续被凸显与被强调（许维素，2014）。

（一）尊重人类尊严并提升自我决定

SFBT 尊重当事人对所有人、事、物的看法、感受、行动的知觉，强调当事人这个人的各个面向都必须被咨询师接纳，而不同于当事人生活中其他人会对其任意评价的态度。当然，接纳不等于同意当事人的不当行为；接纳的重点在于，对当事人而言，什么是真实的，而非什么是最对的。

焦点解决晤谈会邀请当事人成为自己与生活的专家。在晤谈过程中，对于当事人对问题、目标、改变动机、咨询关系等的看法、感受、行动等知觉，咨询师认为是最有价值且最为重要的资源，是有其道理和原因的。亦即，SFBT 晤谈过程中的一切对话，强调能在当事人思维运作的参照架构中工作，考量当事人身处的环境并符合其个人的价值观，意图扩大当事人的知觉范畴，但不企图颠覆当事人的世界观，或认为当事人有所谓错误信念。

SFBT 之所以尊重当事人界定生活中的问题，鼓励当事人专注于构想更满意的未来，或者厘清当事人对于目前努力的动机与信心程度等的主观认知，都是为了积极培养与助长当事人的"自我决定"，使当事人透过晤谈中建构解决之道的历程，对自己的生活更为负责。举例来说，咨询师会协助当事人思考：自己目前采取的行动，是否真能达成想要的目标？是否与目标背道而驰？如何厘清自己真正的愿景？如何选择容易成功与目前愿意前进的方向？凡此，都是让当事人提升自我决定的负责能力。

所以，SFBT 认同当事人拥有自己选择与决定的自由权利与需求，以成熟发展"我是谁"的观点。SFBT 也相信，当事人的自信心与满足感是来自于自身责任的执行及善用，使生活变为成功的最佳选择结果，而绝非因为咨询师为他做了什么事。因此，透过尊重，促使当事人的自我决定最大化，是 SFBT 相当强调的专业价值之一。

（二）个别化服务

尊重与看重每位当事人的独特性与差异性，是焦点解决晤谈的重要基础，也是人们共同的渴望。

SFBT 咨询师受社会建构论及后现代观点的影响，尊重当事人是自身生命专家的位置，会采取未知、不预设的好奇、真诚、开放的态度，对当事人怀有真诚的关怀及兴趣，注意倾听当事人的诉说及其中显现的个人化的在乎、所欲目标及独特资源，并予以"身后一步引导"，而非自行设定目标催化晤谈的发展。由于咨询师是位于贴近当事人的价值体系而非灌输知识的位置，相当符合现今多元文化咨询所提倡的态度与胜任能力。

亦即，咨询师会持续在当事人思维系统的参照架构中探索，并能在符合其价值系统及特定语言运作习惯下，寻求确认与厘清在此阶段的个人化目标。同时，再从每位当事人的特殊生活事件已经产生的成功例外经验及应对策略中，逐步建立起具个人意义、特别适合个人的解决之道。而对于晤谈中逐步建构出来的解决之道，也会加以情境化、脉络化、现实生活化，并会详细探讨如何在个人现实生活情境中具体操作。

所以，SFBT相信每位当事人的每次晤谈历程都是独特的、唯一的。所谓个人独特性是指，每位当事人除了与咨询师及其他当事人有所不同之外，每次晤谈时，同一位当事人也与上一次晤谈的他已有不同。看见人我之间与生命进展的差异性，让SFBT咨询师更关注此刻当事人的知觉与目标，也会更努力位于持续认识与学习如何帮助当事人的好奇开放位置，以协助当事人更懂得为自己量身设计出有效的突破行动。

（三）助长当事人的愿景

SFBT重视当事人的种种经验以及这些经验所呈现的意义，其中，特别会尊重、引发及支持当事人的期待与希望。对未来愿景的想象，会影响当事人目前的心态与行动的方向。透过未来种种可能性的探讨，将使当事人不胶着于过去或现在的困境，反而更能掌握目前有何可作为之处，也能对所处困境与所欲未来，产生新的诠释、方向的修正或正向情绪的触动，进而更能引发或恢复当事人对未来的信心与盼望，转化出当事人对改变与解决困境的高度动力、决心与希望感。

"希望感"是所有心理治疗特别看重的重要疗效方向。愿景的持续深入，将能滋长当事人的希望感与改变动机；对愿景的具体描绘，常会帮助当事人预演成功未来的细节，而容易联想到过去的美好例外经验或现在可开始尝试的行动。所以，SFBT会运用当事人自身的参照架构，探究当事人的偏好未来的内涵，进而讨论目前趋近愿景最容易的步骤，包括如何对问题创造新颖的解决方法，或联结已经存在的成功。

因此，在晤谈过程中，SFBT咨询师非常重视倾听当事人所想、所要，协助当事人找寻有可能改变的未来，并且积极关注能实现愿景的线索。同时，拥有愿景并知道如何向前迈进的当事人，常会减少对咨询师给予建议的依赖，如此，也实现了个别化服务并提升当事人自我决定的专业价值。

（四）以优势为基础并极大化赋能感

SFBT 相信，每个人一直拥有能提升与改善生活质量的优势（如力量、资源、成就、努力、坚持、毅力等）。SFBT 强调探索当事人的例外经验，持续赞美当事人的优势力量、小小成功以及对于解决方案有助益之处，这也是与当事人产生联结、建立关系的重要媒介。

所以，SFBT 咨询师会积极鼓励当事人从自己与他人的观点思考、察觉、确认、整理例外经验中优势力量的影响与效果，并探究例外经验的内容、过程、细节、成功要素，及其与目标达成的关联，从而使当事人更为坚定地欣赏自己已有的符合需求的丰富力量与资源，对于有效方法的执行也将更为意识化，且对自己产生正向信念、对改善的可能性产生信心或重新修正目标的设定，因此自然减少担忧问题严重或自责的负向情绪。

当聚焦于当事人的优势力量时，咨询师将远离评判或责备当事人这种专家位置的诱惑，也不易对当事人产生负向刻板印象，甚至，咨询师能转而察觉与欣赏：即使在最困难的环境情境中，当事人能设法存活下来的力量与方法。

亦即，在晤谈中，凸显当事人的优势力量与例外经验，将会强化当事人对问题处理的主控感、自我负责及力量感。甚至，焦点解决问句可促进当事人增进对自己的反思与觉察，能够借由其形成自身的目标，整顿其内在力量以及家庭、社区等外在资源，甚至更懂得善加联结、运用与扩大自身解决导向的相关优势。因此，在 SFBT 晤谈中，当事人心智与知觉常会因而有所转变，尤其常会对自己的生活产生合理的控制感与改变力，从而拥有与增进了可贵的"赋能感"。

明显可知，SFBT 可谓是一个赋能导向的取向，SFBT 的专业价值处处呼应门策（Mentzer）、平内尔（Pinnell）与奈尔斯（Niles）（1998）提出的赋能导向咨询的标准，其包括：视当事人拥有解决问题与发现解决之道的能力与资源；协助当事人发展自我决定，并视当事人是有能力为自己做决定的；聚焦于发展当事人的力量与应对技巧上进行咨询工作，而非评量当事人的病理或缺陷；能与当事人建立一个合作的关系，而非把咨询师的角色置于上对下的专家角色；专注于当事人所提出与界定的问题与目标；以及，运用对话来催化当事人对自己与情境产生不同的眼光与反思等。

因此，SFBT 认可咨询师有义务让当事人因自己独特的优势而自我赋能；而此也成为 SFBT 的代表标志（许维素，2009 & 2014；Berg，2003）。

（五）激发当事人投入参与

咨询历程中的保密，对于咨询关系的信任发展相当重要。SFBT 会就当事人想要达成的目标，了解基本的背景情况，但不详细探究负向故事与过去历史，也不一定要当事人深入揭露重要议题的细节，创造了一种安全的氛围。同时，SFBT 聚焦于探讨愿景、目标、优势的方向，这些正面素材的讨论，更是远离了对问题或历史细节的描述，而让当事人不易陷入窘态，反而容易与咨询师合作，并投入于晤谈之中。换言之，SFBT 让当事人可以自行决定：为了建构解决之道，在晤谈中，需要以及想要跟咨询师谈论哪些内容，而此决定的主权创造了更深层的保密脉络，也使当事人更愿意主动参与晤谈历程，使咨询师较不容易遭遇当事人所谓抗拒行为。

特别重要的是，SFBT 强调咨询师在晤谈中参与着当事人所关注的事情与重视的经验来与之合作，同时，咨询师也需要协助当事人学习自助之。然而，SFBT 在此特别强调的是，咨询师与当事人"一起"工作，而非"对他"或"为他"工作。其姿态是平等的，不是位于权威或过度照顾的。因此，在晤谈中，咨询师呈现与当事人彼此平等之姿，是咨询师重要的努力方向，而咨询师需要向当事人"学习、求教"如何协助他，更是持续存在的态度。

SFBT这样全然尊重当事人愿意吐露程度与速度的态度，以及平等邀请当事人一同合作的姿态，正是影响共同理解基础的咨询关系能否建立的关键因素。尤为重要的是，SFBT创始人之一茵素·金·伯格在与当事人晤谈的历程中发现，对当事人来说，所谓最佳的治疗主题，其决定权与控制权应来自当事人；而当事人在晤谈历程中如此全然参与，亦即代表着真正赋能的所在（许维素，2009 & 2014）。

（六）促进一般化的应对思维

对于当事人的状态与情绪，SFBT咨询师会予以接纳地表示多数人在此处境中亦会有类似的情绪与反应，或者表示支持目前的个人状态在生活脉络下是其来有自、有其意义的，如此，将能助长当事人对困境一般化地接纳及常态化地面对。

为了轻轻提醒当事人：事情不会永远如此负向，生命是有其变化的可能性，SFBT咨询师常会运用"暂时性"的语言，如"目前一时""在这一阶段常会"这样的语言，也表示着允许与尊重当事人的知觉在晤谈与生活中会随时有所改变，或会随时修正对现今人、事、物的理解。这是因为个人的经验与语言表达常是一个目前的、暂时阶段性的结论，其也反映着生命的随时变化性与不可确定性的一般化的现象。

而在晤谈中深入探讨当事人如何自发应对现今困境，将促使当事人更加了解与肯定自己的力量、目标与改变进展等各方既存优势所在，也让当事人更能接受困境的自然存在性、必要性、影响性、脉络性、现实性、限制性与暂时性，如此，也常发掘出目前困境所反映或代表的意义与价值，转化了当事人的负向情绪，并促使当事人对困境与自己产生宽容的观点。

"如何能够应对困境"的探讨，甚至还会促发当事人离开受害者角色，转而更懂得主动评估：现实环境与困境的独特状况与相对位置、各种突破现状的可能性；而在更能联想如何运用自己的进展改变、优势力量或可为之处时，能提高当事人承认、面对、承受困境的能力，或产生如何与痛苦或失能"共处"的意愿与行动。

（七）监测改变并助长转移性

由于问题的累积与持续性，当事人往往忘了改变的可能，而易陷入一成不变的无力与担忧中。在焦点解决晤谈中，咨询师相信改变是无可避免的，因而会一直监测与反映当事人的细微改变，也会不断引导当事人具体评估自己改变的速度与方向。此外，为了使当事人能将晤谈期间所学的解决之道转移应用于其他生活事件中，焦点解决晤谈会催化当事人更敏于觉察自己内外资源、过去的成功与现在的力量，进而会与当事人讨论"如何维持进展""如何扩大进展"，而有意识地将晤谈在稳定中逐步类推应用到其他情境之中。这些改变的发现与运用，往往能引导当事人觉察被自己遗忘的优势力量。

在当事人创造具体改变时，咨询师将会深入探讨何以能做到及其产生的影响效应，以促使当事人能将可贵的改变有所维持与类化应用，进而带出"滚雪球"效果。当然，倘若发现当事人没有进步或某一方法无效时，咨询师则会鼓励当事人再做些不同的尝试，好让当事人保持在"进行实验"的努力以及对结果的合理期待中；与此同时，往往也提醒咨询师再次检视：晤谈的方向是否在朝向达成当事人在乎的目标的轨道上？是否采取当事人目前能力与意愿所及的小步行动？咨询师是否越俎代庖地替其选择了应该着力之处？

三、引发可能性的改变导向思维

从前述 SFBT 的人性观及专业价值可知，SFBT 除了不看重问题与历史的成因，也不以病理学的角度来分析当事人的问题原因，因为历史性、病理性的标签并不能导致当事人的改变，只会让当事人更卡在他的问题里。在 SFBT 晤谈中，咨询师特别看重与开发当事人想要有所不同、已有过的成功经验，或者他们已经试着改善问题情境的作为等所谓"可能性的征兆"，并将其用于建构解决之道（de Jong & Berg, 2012）。

　　而最难能可贵的是，在引导当事人发展可能性的意图之下，为的是提升当事人的自我决定与自助力量。在此过程中，SFBT是透过一种"尊重"的态度来进行的，因为尊重本身对人就是一个极具疗效的因素；而咨询师的尊重也成为当事人对待自己、面对问题的一种示范，极富学习意义。

　　然而，在激发更多可能性思维的发展时，值得关注的是，SFBT是强调着正向的思考。这不表示SFBT只是一味地看到生命的光明面而弃问题于不顾，反而SFBT是希望援用当事人生命的正向力量来创造面对问题的各种"可能性"。而此可能性的最大自助来源，即是当事人身上已然具备的力量，包括其应对能力与未来愿景（许维素，2009）。

　　引发可能性的思考，呼应SFBT前述人性观与专业价值，为的是达成心理治疗帮助当事人产生"改变"的最大目的。对于改变的定义以及如何引发当事人改变，SFBT细腻而具体的观点包括：

　　1. 改变随时在发生

* 改变一直在发生，如"人生无常"的谚语。
* 事情不会一直不变。所谓问题、目标、成功，其定义也会随晤谈发展而有所改变。
* 当事人的经验与语言表述是暂时性的。当有互动对话或

新行动结果,就会有所变化,所以在咨询中常使用"暂时性"而非结论性的语言。

2. 咨询互动中的改变

* 当事人之所以来谈,是希望改变发生,并能尽快不再需要咨询的协助。

* 信任当事人是想要改变的、有能力改变的,以及会尽全力去做出改变。

* 咨询师主要的责任是去创造当事人对于改变可能性的一种期待,从而带出当事人的希望感与乐观性。

* 咨询历程是帮助当事人发现:发展出其他选择,以替代或改变目前不想要的行为模式;弹性与选择,让当事人在生活系统中拥有控制感。

3. 促发改变的细微向度

* 若当事人对于问题开始有不同的观点,或开始做些不同的事情,改变将会发生。

* 当事人期待改变发生时,当事人行为将容易显现具体的改变。同理,当事人若能看见未来的愿景并开始预备未来,

也将导致改变。

* 当情况变得更好时,是可以被确认的,且周围的人是可以注意到的。

* 相信正面的改变将会发生,以及能够说出改变成什么样,即是一种改变。

* 改变方式的一种:有效就多做一点,无效就改做别的尝试。

4.改变的重要性

* 行为改变,往往是最能有效帮助当事人提升生活的方式。

* 帮助当事人觉察任何正向的改变的发生以及为什么能发生,将有助于当事人提升继续处理来谈问题的勇气与有效方法。

* 小改变是很可贵的,其影响可能会是深远的。持续关注与扩展小改变的增加,将会导致大改变的"滚雪球效应"的出现。

四、结语

SFBT 相信,"复原"开始于当事人愿意来谈、愿意改变的那一刻;强调人们虽然会受到过去经验的影响,但不会只被过去或心理疾病所局限，无论何时，都可以创造出自己想要的未来。而且，SFBT发现，聚焦于未来的探讨，将会比探索过去更能提升人们的能量，尤其当人们处在足够的社会支持下，他们将会走出所要的不同人生道路（许维素，2014）。尤其是，SFBT积极找到当事人既有的优势力量，强化巩固之，并奠基于此力量再往上拓展之，而非从头开始营建改变所需的一切。在此过程中，透过尊重、一般化、同步的态度，不仅能促发当事人面对问题、与问题共处的意愿，提高当事人自我决定与赋能的效益，还能强化监控与类化改变的自我协助能力（许维素，2014）。因此，SFBT最终希望能透过"以解决之道为焦点"的咨询过程，让当事人透过各种可能性的探询，引发改变的意愿与行动，清楚觉察并懂得使用各种自助的方式，掌握自我决定的自主性，持续且真正地有所改变、独立成长。

为了达成前述的治疗任务，SFBT所秉持的人性观与专业价值，即其中核心的工作哲学与理念，SFBT技术的综合使用，都在意图发挥这些人性观与专业价值的力量，而成为咨询师内心的指南原则与方向。SFBT的人性观与专业价值并不是盲目的乐观，而是对人深层的尊重与信任，它将会影响咨询师所信、所见及所为。亦即，当咨询师能以不同的眼光来看待当事人及咨询历程时，也将影响咨询师的情绪反应及选择介入的策略。

整个SFBT的辅导过程，相对于传统以问题为焦点的取向，既是一个重新建构的历程，也是一个能力导向、复原力导向、动机提升导向、当事人中心、非病理导向的晤谈（Trepper et al., 2010）。因而，前述各项人性观与专业价值正是咨询师如何解读当事人问题及如何辅导当事人的重新正向诠释，值得咨询师好好研读、理解，以期能充分发挥于咨询历程的治疗对话之中！

案例对话与反思活动

面对一个拒绝上学被父母转介来的中学孩子，咨询师选择与他先讨论他的爱好——流行歌曲。咨询师赞美着他的品位、音乐素养。他开心地分享着。

在初步建立关系、了解基本情况后，咨询师好奇地问："听起来，你并不是不喜欢上学，也不是不能够上学，那么，你一定有一个重要的理由，才会选择不去学校？"尊重、好奇、不批判的态度，企图理解他的立场与行动脉络，以引发更多的合作。

他愤怒地说："我觉得爸妈只关心我的功课，我变成了他们炫耀的工具而已！"

咨询师接纳他，并对他知觉中的看重点进行反应："从你的生气中，我看到你很希望爸妈能有不同的看待你、对待你的态度。"

"你知道吗?所有同学的爸妈都是这样的,一直假借关心我们之名,其实就只是为了满足他们个人的面子而已。我们很多同学都很生气这样的情况啊!"他再次愤愤不平地讲着。

"跟很多同学一样,你对父母亲现在这样的态度感到生气。"一般化地接纳着他现阶段的情绪。

他低头表示同意。

"当你对爸爸妈妈生气时,你会做些什么,让你好过一点?"优先询问他对困境的应对策略。

"找同学骂啊!"

"找哪些同学?你们感情不错?"确认他支持系统的资源,是对他的一份关怀和欣赏。

"就是跟我情况一样的人啊,是啊,感情还不错啊!"他同意着。

"除了生气找他们宣泄一下以外,你们在学校的时候,与同学一起还做些什么?"

"后来我就没去学校了,疏远了!"

"想念他们吗?他们想念你吗?"咨询师不放弃地尝试邀请当事人看到他的资源或可能的动力。

"不知道怎么说 …… 我用不上学抗议我爸妈啊!"

"哦,看来你特别在乎你父母的态度。"咨询师以未知的态度跟随他强烈表示出的在乎,而离开同学的主题。

"当然,我气死了!"

于是咨询师发出一份引发愿景想象的邀请:"如果可能,在今天你跟我谈话完之后,有一个奇迹发生了。这个奇迹就发生在你们家,让你的爸爸妈妈改变了,那么你希望看到爸爸妈妈是如何看待你、对待你的?"

"根本不可能,他们根本不可能改。"他摇摇头。

"是的,似乎是不容易的。…… 但是 …… 如果 …… 如果可能 …… 如果有一个奇迹发生,你希望他们可以有什么不同?"咨询师先接纳,并缓缓地、重复着再问。

沉默许久的他,终于说出:"唉 …… 能看到我这个人的价值,而不是功课;能真正关心我这个人,而不是只重视对外的面子。"提出愿景后,他的表情开始变得柔和。

"当他们能看到你这个人的价值、真正关心你这个人的时候,你是怎么知道的? 他们会做些什么而让你知道他们改变了?"咨询师追问愿景的细节,特别是行动的表现,并停留在愿景中。

"会多问我今天过得好不好,会听我说说我的心情。当我考试考不好时,可以鼓励我说,下次再接再厉。当我考好时,肯定我的努力,而不是肯定分数而已!"他突然用手擦去要落下的泪水。

"你真的好希望他们是这样对待你。"咨询师肯定他的渴求。

在他点头后，咨询师询问着："如果他们变成这样了，你又会有何不同?"咨询师尝试探讨亲密人际相互循环的影响，以激发可能性的思维。

他又再度陷入沉思，认真地思索着。

终于，他回应着："你知道吗，这是很奇怪的，他们越真正理解我和关心我，而不是关心外在的事物，我想，我会越想要努力，追求属于自己的成就。唉，真希望他们能懂。"细微的改变已经发生，他终于说出了他的期望，而非停留在愤怒而已。

"看到你其实很在乎的爸爸妈妈，希望他们能理解和关心你。你真的很聪明，怎么能想到这样的答案呢?"咨询师尝试引发他的自我赋能。

"我也不知道，我……曾经想过啦……一直没讲出来。"他腼腆地回应着。

跟着当事人在意的目标，咨询师寻觅过去的例外经验，以联结可能有效的策略与方法："或许很不容易，或许并不多，但是从小到大与他们相处的经验中，是否曾经有过这样的经验，他们比较能够懂得理解你与关心的，像你刚讲的那样?"

"一下子想不起来。"他无奈地说。

咨询师接受当事人的回答，复述当事人目标的词汇，不放弃地再次邀请："如果换个方式问，以 1 分到 10 分，10 分表示你的爸爸妈妈懂得理解你、关心你，会问你今天过得好不好，听你说你的心情，当考试考不好时，会鼓励你下次再接再厉，考好时，会肯定你的努力等；1分表示相对的位置，那么你觉得你的父母亲目前在几分的位置上？"

他犹豫地说："3分吧……"

咨询师持续地探问可能的既存资源，展开了以下的对话。

"那怎么能有3分呢？"

"我生病了，他们也会关心我。虽然只是一直希望我快点好起来，好去上课，但他们会找好的医生来帮我。"他的表情说明他的知觉正在悄悄地转变。

"还有呢？"

"就是至少我不高兴了，他们会知道，就会停止不说。"

"哇，你觉得爸爸妈妈怎么能够做到这些呢？"

"我也不知道怎么说啊！"但他的愤怒已经减少许多。

"嗯……那么，到几分的时候，你觉得你可能会愿意再次到学校去？"尝试联结父母转介目标与当事人看重之处，仍尊重他的观点与决定。

"起码得6分啊！"

期待联结既存的小小例外到目标的推进，咨询师问："3分与6分的差别是什么呢？"

"嗯，就是不要一直讲功课，担心地一直讲未来没希望了，就是要安静，让我自己来处理功课。"他有力地说。这代表着他看重的内容。

"好像是一种安静的信任：你自己可以处理。他们的担心也会影响你，因为你们彼此很看重。"再次肯定与重新建构他的表达，激发可能性的思考。

"嗯，当然啊！"他的认同让咨询师可以继续追问下去。

咨询师通过过去例外经验，尝试寻找可能的有效方法。他说："那么，如果要帮助你的爸爸妈妈更加懂得理解你、关心你，就你过去跟他们相处的经验，如果发生什么或你做些什么，很可能会让 3 分可以变成 4 分？"

"这问题很难啊，我想想⋯⋯"他一脸认真地开始在思考解决方案。认清自己的在乎与期望，看到过去已经存在的美好，解决之道已开始在建构。

咨询师自我反思

1. 对于 SFBT 的人性观、专业价值及对改变的观点，与我原先在咨询过程及日常生活中所持的信念有何相同，有何不同？这样的异同有何意义？

2. 对于 SFBT 的人性观、专业价值及对改变的观点，我目前认同的是哪些？为什么有这些认同？需要发生什么，我的认同将会增加?

3. 对于 SFBT 的人性观、专业价值及对改变的观点,我在咨询工作与平日生活中能马上实践的是哪些? 为何具有这样的信心?

4. 在上述的案例对话中,SFBT 的人性观与专业价值是如何在其中展现与运作的? 其力量与意义又是什么?

5. 就上述的案例对话,你觉得如何能推进这位当事人"改变"? 咨询师可以继续引导的方向有哪些?

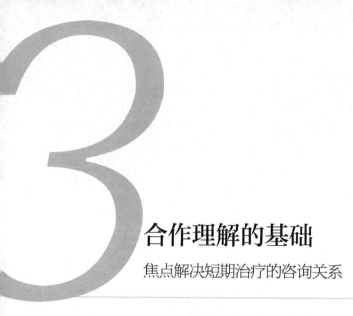

合作理解的基础
焦点解决短期治疗的咨询关系

SFBT 咨询师对当事人怀有真诚、好奇的心,接收当事人的各种知觉,并展现出一种愿意倾听的姿态。SFBT 咨询师的好奇心是以知觉为焦点,并朝着建构解决之道的方向前进。

在晤谈的过程中，SFBT 咨询师主动参与着当事人的故事改写与重述，并借此帮助他们成长。协助当事人讲述自己故事的治疗方式有好多种，而 SFBT 是以当事人的目标为本，尽可能引导他们自己来讲述自身的故事，而非像其他咨询取向一般，以当事人的故事为本，由咨询师从他们的故事中来设定目标（Berg & Dolan, 2001）。在晤谈的过程中，SFBT 咨询师会积极营造一个相互尊重、肯定及开放式对话的氛围，让当事人体验到，可以自由地创造、探索以及创作自己的生命与生活故事。不过，SFBT 更强调当事人以自己的方式来寻求改变的发生（Berg & Reuss, 1998）。因为 SFBT 认为，未来是可以创造与协商的。在 SFBT 晤谈中，咨询师与当事人之间是创造性的关系，咨询师有义务站在当事人这一边，并且随时与他合作；SFBT 咨询师采取不预设的未知立场，尽可能多了解当事人的思维历程、世界观以及生命定位，了解当事人的参照架构，并在当事人的参照架构中工作，而非企图颠覆这个架构。所以，对于咨询师与当事人之间的合作互动与咨询关系，SFBT 虽然相当重视，但仍有着独特的重点与思维。

一、咨询关系是创造改变的重要因素之一

不少咨询派别强调咨询关系是心理治疗中十分重要的核心因素。于SFBT而言，咨询关系亦是相当重要的，是可以鼓励与催化当事人改变的。然而，SFBT并不同意咨询关系是当事人改变的唯一重要核心，或造成当事人改变的主要媒介。SFBT视咨询关系为"可以把药吞下去（改变过程中）的一匙糖"这样的元素之一，"当事人本人"才是造成改变的决定因素，连当事人的动机都可视为是晤谈关系的一部分（Korman，2011）。

与传统以问题为焦点的取向、非常依赖咨询师拥有不为当事人所知的绝对专家知识不同，SFBT对于咨询师与当事人的关系，所特别强调的是（许维素，2013 & 2014）：

* 咨询师是与当事人这个"人"一起工作，而非对他的问题或病理诊断处理。

* 无论当事人带来的问题是什么，与当事人工作的态度和模式都是相同的。

* 治疗不是把咨询师的目标强加于当事人的身上，而是用当事人本身拥有的资源来解决问题。

* 没有所谓抗拒的当事人，当事人都是愿意与咨询师合作的，只有咨询师自身才会有与当事人合作困难的可能。

* 　由于当事人感觉到是自己在决定晤谈的方向,并拥有可贵
　的平等合作的关系,将使当事人更加愿意投入于治疗,而
　这正是成功治疗的关键要素。

　　所以,SFBT 咨询师必须向当事人求知探问,由当事人来
教导咨询师如何帮助他,咨询师并不是一位治愈或修理当事人
的人。SFBT 相信以理解合作而非教育之姿,来与当事人建立
关系时,所谓"当事人的抗拒"将不复存在。对于所谓"抗拒",
SFBT 善意解读为当事人保护自己的一种方法,或者反映着咨
询师没有贴近当事人需求与目标的征兆,提醒着咨询师要谨慎
处理并放慢脚步。SFBT 也认为咨询师工作中的僵局和目前的
失败,并非由于当事人不愿意接受咨询师诸多专业努力,而是
源于咨询师无法成功地倾听与理解当事人。因此,咨询师要致
力于辨识并找到当事人愿意合作的方式来与之建立咨询关系,
如此才能真正显现出专业性所在。因为,治疗的成功是以当事
人这一方所做的决定为基础的;而治疗的无效结果,则正是咨
询师再次思考如何与当事人合作的契机(许维素,2014)。

　　亦即,远离问题导向的 SFBT,认为当事人来到治疗室并不
是带着问题来寻求协助,而是已经带着解决方法,只是需要有
表达的机会而已(de Jong & Berg, 2012)。SFBT 相信当事人身
上有各种问题解决的宝藏,而咨询师正是引导当事人开挖宝藏

的导引者。在晤谈过程中，咨询师持续地流露出对当事人的信任与尊重，往往会成为滋养当事人的正向力量，并投入于自身愿景、目标、例外、行动的思索与探讨。所以，咨询师看待当事人，是位于一个欣赏、赞叹的角度，是抱着一种挖掘优势的意图，是朝向一个鼓舞、赋能的立场。通过这样的互动关系，当事人的动机将大大地被提升并带动自身的改变，因此，咨询师的位置比双方的咨询关系更为重要可贵（许维素，2014）。

二、未知之姿的开放与尊重

在咨询互动中，SFBT咨询师持有积极、尊重、希望感的态度，不评断当事人，也不假设当事人行为背后的意义与动机，反而是仔细倾听当事人，尊重和所有当事人的沟通。在此态度的背后，其实正是一种"未知"的姿态，让咨询关系更具发展性。

SFBT咨询师的未知之姿，传递着一份真诚好奇与谦虚意愿，及想要更加了解当事人所说的需要、在乎、目标、优势等。咨询师的未知态度并不表示咨询师是无知的，而是无须非知不可，或者是拥有着"慢一点才会知道"的特殊耐心。亦即，对于晤谈中什么会造成当事人改变，或当事人会有什么改变，咨询师都需采取不预设的心态。未知之姿提醒着咨询师需要学习进入当事人的世界，将自己多年辛苦累积的专业经验置于一旁, 愿意处于被当事人告知的状态, 而非将自己先入为主的观点及期待转到当事人身上(Hoffman, 2011)。

显而易见地, SFBT 咨询师所持的未知的姿态中, 有着高度的好奇心。对于好奇心, 托马斯(Thomas)2013年提出以下观点, 提醒着咨询师尝试放下对明确性的要求与期待(见表3.1)。

明确性态度	好奇性态度
●不喜欢模糊性	●能忍受模糊、混淆, 不过早下结论
●快速下诊断, 并以诊断为依据	●对于问题下定义, 是慢速进行的, 并关注晤谈室内所产生的经验
●依赖着有关问题行为的描述	●关注于问题的例外的发现
●以个人所持的假设, 来缩小观察的内容与范围	●开放观察来自不同系统层次的信息
●侧重于教学、解释、传递知识的专家性	●提问问句以寻求特定性、在地化的知识
●营建一个较为被动取向的脉络	●营建一个较为发现取向的脉络
●可能会不慎地助长依赖性	●意图助长胜任感、自信与独立性

表 3.1　明确性态度与好奇性态度

对于未知之姿的好奇开放, 特别可用"语言"这一主题来做说明。咨询师与当事人在晤谈过程中多以语言交流, 而由于语言是由交谈的多位参与者依其语言规则使用, 因此具有个人特殊脉络意义和特定的运作规则。比方说, 当事人提及的"'好'人、'好'事""人'美'、物'美'", 同一个字词对同一个当事人可能有不同的含义, 更何况是不同的当事人在使用时的意义。咨询师需要关注并尝试理解当事人描述个人经验与脉络的语言的意义是什么（de Shazer et al., 2007）。

从语言这一主题，也带出SFBT另一个重要特色：传统心理治疗是"读者焦点"，以读者的位置来加以解读诠释，看重潜意识机制及隐含动机等内在深层结构；而SFBT是"内文焦点"，即当事人所使用的语言、所提供的信息、所拥有的见解、所联结的思想，以及这些向度对个人及其与人互动的影响等表述，一如作者所写的内文，是以作者的立场而更被尊重、充分看重及运用的。

SFBT认为晤谈中此刻的真实是通过对话而来，而非以过去为基础，也拒绝无法被观察的各种假设，因而并不去挖掘当事人所谓语言背后的"真正议题"或"隐藏的含意"，而是在尊重当事人语言表述下进行工作，并针对当事人可以接受的范围与程度，以及咨询师能够运用的真实性解释框架来进行工作。毕竟猜测当事人的弦外之音，可能只是咨询师自己的诠释而已。

换言之，SFBT的咨询师不是站在既定位置引导当事人往特定方向前进，而比较像是站在当事人身后一步左右的位置，在进行着引导，尊重当事人的立足点与观察角度，再以"轻拍着当事人的肩膀"的态度，用合适的问句刺激当事人用新奇的眼光来看相同的旧事件，或扩大现有的视野范围。至于当事人要选择旧有的方式或含有新观点的行动，都由当事人决定（许维素，2006；Berg & Dolan，2001）。而最重要的是，当咨询师能精准配合当事人的语言运用方式时，当事人将会体会到高度的尊重与理解，如此，咨询师将能掌握与当事人快速建立咨询关系的关键（Macdonald，2007）。

三、持续的倾听与同理

为营建与维护咨询关系，咨询师在全程晤谈历程中持续的倾听与同理态度是十分要强调的一点。然而，由于SFBT的后现代思维，对于咨询师的倾听与同理，SFBT亦有着独特的解读。

（一）倾听

SFBT认为，晤谈的对话是一个"共同建构"的沟通历程。在晤谈的对话中，往往包含了一些要素：语言内容、有意义的声音（如笑）、声韵质量（如音调），可补充所表达文字意义的脸部表情（如疑惑的）、姿势，以及眼睛注视的对象与方式等，而这些要素的整合，成为一个"整体"的讯息。通常，发言者（当事人）直接对倾听者（咨询师）说话，且一直在为自己设计着这个沟通过程的内容与方向；而倾听者（咨询师）会同时表示着理解，也会说话、摘要或提问，因而倾听者（咨询师）虽名为倾听者，实际上仍会影响这个对话过程的发展（Bavelas，Healing，Tomori，& Gerwing，2010）。

SFBT宣称自身是一个"倾听"而非仅是发问的咨询派别（Korman，2011）；SFBT咨询师的倾听为开放不预设的倾听，有如佛教之"无为"与"放空"，但又是在一个很专注投入的过程中进行（Fiske，2008）。对于SFBT而言，倾听是非常重要的基本技巧与态度，咨询师需要耐心倾听当事人的诉说。对于当事人来说，故事诉说会有宣泄其挫折情绪的作用。

然而，不同于其他取向的是，重视倾听的SFBT咨询师，因需放弃特定理论及应该为何的假设与解释，而在晤谈倾听的过程里，更专注于与当事人谈话的本身及其对话的内容（de Shazer et al.，2007）。特别是，咨询师会以"建构解决之道的耳朵"倾听当事人说出的故事，并努力倾听出当事人未说出的特定角度——那些有能量、有意义的部分，进而，对于当事人所表达的内容，会在理解当事人的生命脉络下，表达接纳并赋予意义。甚至，咨询师还会通过倾听，适时引导当事人思考与表达出：当事人究竟希望咨询师听到他说什么，才会对他是有所帮助的。

在倾听的过程中，不同的咨询派别会因为理论取向的差异，而选择不同的倾听重点，SFBT亦然（Bavelas et al.，2010）。在一般助人专业的基本教育，强调通过倾听来筛检并评估当事人，并着重于情绪线索的检视。但是，服膺社会建构论的SFBT

却强调，倾听的确是协助咨询师形成后续介入技巧的关键，但是，通过倾听需要听到的是，对当事人来说，什么样的人、事、物是重要的，并从中寻找正向讯息及成功的例外优势。尤其，通过倾听，咨询师试图厘清当事人的参照架构，持着当事人为专家的角度，以当事人的参照架构为依据，协助当事人解决问题。

身为倾听者，SFBT 咨询师在对话中可以给予一般性回应与明确性的回应来表示倾听的状态，以保持对话继续进行。一般性回应是指不特别明确的说话内容，如说"嗯哼""好"，或者点头，在大多数时候都是很合宜的反应。明确性回应指的是，在某一特定时刻，如在当事人的样子是重视的、放松的、退缩的、用手势等时，咨询师紧接着当事人所说的内容而发言，而这段发言在特定的时刻是合适的，但对别的时刻则不见得合宜。对 SFBT 而言，当事人的目标、例外、一小步、进展，常是明确性回应的重要向度。比如：

当事人：我做了一些尝试了。

咨询师：有尝试啊！（惊喜地）

有时，咨询师会将一般性的回应放在一个明确性的反应中，这可用来表示同意（如"当然"）、表示听到（如"你有一家人要照顾"），以及表示了解（"喔，原来如此"）。例如：

当事人：听说我的孩子割腕了。

咨询师：嗯哼。（很用力地，并注视当事人以支持之）

　　SFBT研究显示，一般性与明确性的回应需要紧紧跟随着当事人叙说内容的轨道，咨询师也会跟着彼此眼神的注视及观察当事人的非口语讯息，而自动调整这些回应的方式。有时，若咨询师没有做出一般性或明确性回应，甚至会中断当事人这位发言者的叙说历程，可见此二者之重要性（Bavelas et al.，2010）。

　　莫忘了，心理治疗最有效的一个要素是：当事人觉得咨询师是在专心倾听着他，是在尝试着理解他（Bavelas et al.，2010）！

　　（二）自然同理的态度

　　SFBT认为咨询师倾听与同理心，是看透当事人生命的经验，专心倾听当事人的一切；对SFBT而言，同理不是一个单独的技术，而是持续贯串于整个晤谈过程中的一种专业态度与能力！

　　卡尔·罗杰斯（Carl Rogers）认为咨询师需具备的特质之一是"正确同理心的了解"，指咨询师要能进入当事人的主观世界，深入地了解他的感受与情绪，与当事人同在一起。然而，对于同理或共情，SFBT咨询师倾向于采用自然倾听反应之"自然同理"态度。

　　"自然同理"是表示倾听者已经留意到发言者所描述的内

容,但是以一种更真实、更表达关心对方的方式来回应之。例如,在当事人叙述她的丈夫不愿意回家吃晚餐而让当事人苦恼时,咨询师的回答为:"噢,不!""当然""是的,我了解"——有如一般人在生活中倾听时的自然反应。之后,SFBT 咨询师便会开始探索当事人想要有些什么不同,或协助当事人可以做些什么来启动她的优势之处,以开始建构解决之道(de Jong & Berg, 2012)。

一个人的知觉是整体的、有其道理的、有其脉络的,SFBT 并不认为应该将情绪独立于认知与行为之外,也不应视情绪为问题的肇因(de Shazer & Miller, 2000)。在 SFBT 的晤谈过程中,咨询师会展现对当事人情绪的接纳与理解,但不会特别着重聚焦于负面情绪或语言的同理,反而是强调对当事人"整个人"及"全体知觉(含情绪)"的同理与理解。SFBT 强调的是,咨询师能够进入当事人认知、情感与行动的整体主观世界(包括优点、目标、行为、想法等全面性向度)并对其进行反应,但是不会仅仅陷在当事人的困难与情绪中进行大量探讨而已(许维素,2014)。

针对当事人的情感进行详细的对话或可以促进同理,也可提升彼此间的正向关系,但是,独立探讨情绪可能容易使咨询师专家角色的解释,强加在当事人的困境和解决方法上,因而创造出倾向于视情绪为导致当事人困境的对话脉络,如此,将会限制合作关系的建立，也会阻碍当事人扩展建构解决之道的知觉。亦即，咨询师负向情绪同理，的确会影响到双方的理解基础及咨询关系的发展，但是，并不一定与当事人的改变有着绝对的相关（许维素，2013 & 2014）。

换言之，在焦点解决晤谈的过程中，当事人的抱怨与诉苦被视为是解决之道的重要基石，咨询师需要放下个人的主观价值与参照架构，努力地去倾听出什么人与什么事情，对当事人来说才是重要的，并且刻意捕捉当事人诉说中有关正向资源优势及例外的成功经验。在此同时，晤谈的过程也将会获得四个重要的效果：（1）咨询师很快会聚焦在当事人参照架构上的某些重要环节上；（2）将会阻止咨询师养成评估当事人话语的习惯，而能更尊重与理解当事人所言；（3）可预防过早地从倾听者的观点来解决问题，反而能转为协助当事人扩大知觉并探讨各种解决之道的可能性；以及（4）咨询师将会仔细倾听当事人在乎的事，或对当事人的处境表达自然同理，而不会只是忙着使用SFBT的相关技巧。如此一来，当事人也就不易对咨询师产生不满，甚至能建立正面的合作咨询关系（de Jong & Berg，2012）。

（三）"理解基础"成为咨询关系的关键

在咨询室内，当事人会将其部分生活加以强调，但对于某

3 合作理解的基础 067

些部分则会予以省略。对于当事人，咨询师并不是全知全能，当事人对于自己与生活本来就有固定的看法，在离开晤谈时，可能会有些改变，也可能丝毫不被动摇。换言之，在咨询中，通过当事人所告知及彼此互动出来的讯息，当事人与咨询师会共同创造一种"治疗性的现实"，其相当仰赖于当事人所知觉的现实而成；而咨询师也会依据自己的理论，以当事人的生活为蓝本，创造一个未来，但这未来可能会与当事人的实际生活有关，也可能毫无关系。这是因为咨询师其实并不知道当事人真正的现实世界为何，只能凭借与信任晤谈室内所创出的治疗性的真实是与当事人的生活有关，能反映他的生活，也能影响他的生活。因而，咨询师应该只是一名治疗性对话的知识建构参与及诠释引导者，需坚持采取未知的立场，努力让当事人扮演自己生命中专家的角色。也因此，在此立场下，咨询师与当事人之间晤谈对话的共同"理解基础"，就成为建构晤谈室内治疗性真实以及当事人生活现实的重要基石（Korman，2011）。

所谓"理解基础"，巴维拉斯（Bavelas）等人（2010）通过研究 SFBT 大师逐字晤谈历程，首先提出此观点的存在性与重要性。"理解基础"是一个倾听者与发言者相互协调的系列行动，有了这个"理解基础"，才能确保晤谈对话每一片刻所说的内容都是被双方所理解的。建立彼此的"理解基础"的过程，是双方相互合作的一个微观历程，这一过程是可以被观察的，因为双方都有具体行动,其行动包括:发言者传递讯息,倾听者确认理解与否,发言者再确认与得知倾听者是理解的,或者纠正被理解的讯息。亦即,一个共同"理解基础"最简单的形式包括三个步骤:(1)"呈现"一些新讯息的说话者,(2)一位"显示或展现"他了解或不了解新讯息的接收讯息者,以及(3)说话者"体认"到接收讯息者是否正确地了解他(de Jong & Berg, 2012)。"理解基础"所展现的一个功能是,当倾听者与说话者发现没有理解对方时,他们会进而澄清之;若没有"理解基础",对话中接收的讯息是较不正确且较不具效益的。"理解基础"还具备的另一个功能是,双方知道彼此是共享这个基础的,而且是由他们一起共同建构了这个"理解基础"的(Bavelas et al., 2010),因而双方的联结与关系自然会继续坚实。

为与当事人形成合作协力的互动,并建立共同"理解基础",SFBT 的咨询师会通过"倾听、选择、建构"的连锁历程来推进之。"倾听"表示咨询师会就当事人发言内容,非常仔细地倾听扫描、捕捉有关以解决之道为焦点的可能性征兆;"选择"意指在晤谈中某一当下的时机,咨询师从所注意到的诸多可能性当中,挑选出最为有用的内容来加以回应;"建构"则表示咨询师会形成一个简述语意或问句(通常两者皆会有),在下一次发言中提出,以邀请当事人朝建构解决之道的方向迈进(de Jong & Berg, 2012)。换言之,在晤谈时,咨询师会全神贯注地倾听与理解当事人的词汇及其意义,特别关注于他们重视什么、想要什么以及相关的成功经验,然后进一步思考、形塑与提出下一个问句,并且尽量在问句中并入当事人的关键用字。在当事人的回答中,咨询师会尝试以当事人的参照架构持续倾听与理解当事人,然后根据当事人的回答,再接着形成下一个问句。亦即,通过咨询师倾听、理解、联结,以及当事人的回应,咨询师与当事人共同建构了新的、不同的意义;也因为当事人参与着发现与建构自身拥有正向能力的过程,而使晤谈朝向建构解决之道及创造令其更满意的生活方向前进(Trepper et al., 2010)。

所以,SFBT 强调,通过"理解基础",咨询师可与当事人在"理解基础"下共同合作。"理解基础"让咨询师可以通过对当事人的知觉及参照架构的了解与尊重,从而对当事人的生活与生命脉络拥有全貌性的认识,而不会只限于某个层面的关注而已。尤其,"理解基础"除了是双方合作的重要基础外,同时也是 SFBT 咨询师之后要提出适合当事人思考的问句以及推进晤谈的重要资源(Bavelas et al., 2010)。

四、结语:团队合作的咨询关系

虽然 SFBT 承认咨询关系中有位阶存在,但是 SFBT 认为咨询关系一定会比独裁制度更为平等、尊重及民主。尊重与信任是一体两面，尊重与信任将能助长当事人与咨询师之间的情感联结和晤谈的治疗效益（de Shazer et al., 2007；Thomas, 2013）。

综合前述，SFBT 咨询师对当事人怀有真诚好奇的心，开放接收当事人的各种知觉，并展现一种愿意多加了解的倾听姿态。咨询师对当事人所表述的一切，包括经验、意义、期待、较为主导及不凸显的生活面向，都持续保有好奇的心；对于当事人表达的负向看法与情绪，也会表示尽力地理解、接纳、赋予意义与价值。不过，SFBT 咨询师的好奇心并不企图往成因、解释或分类的方向迈进，而是以当事人的知觉为焦点，并朝向建构解决之道的方向前进。所以，SFBT 咨询师会尊重当事人的知觉，视当事人为一独立完整的个体，鼓励当事人重视与信任自己体验生活的知觉与方式，由此，也将影响当事人更加愿意信任咨询师，并能发展出一个具有共同"理解基础"的合作性咨询关系。

SFBT 也认为，咨询之所以成功，绝大部分是因为当事人的贡献，咨询师需要向当事人学习如何理解当事人，因而咨询师会好奇当事人想要的生活以及想成为什么样的人，并思索要如何提出合宜的问句以及要做些什么，才会对当事人回到实际生活后有所帮助（Nelson & Thomas, 2007）。SFBT 咨询师虽然看重自己的专业知识，但不会直接套用在当事人身上，反而更相信当事人最了解自身的经验，而将自己置于需要由当事人告知如何协助的位置。更进一步，咨询师会以合作伙伴关系的立场，来帮助当事人觉察目前不想要的行为模式与生活事件,并对应发展出其他选择及达成目标的行动(许维素,2014)。

所以,SFBT咨询师大大看重每个人的独特性,把当事人看作有创造力者,能展现自己个人特征,相信通过未知与尊重的姿态及身后一步引导,咨询师更易找到与当事人合作的独特形式,而使当事人的合作态度自然呈现。同时,这样的信念也将促使咨询过程创造一个空间,让当事人可以看见自己、讨论自己的经验,进而能让晤谈所发展的方向符合当事人的价值观或推论架构,并能由当事人自己浮现解决之道的答案,最终形塑晤谈发现与强化解决之道的任务(Nelson & Thomas,2007)。

简言之,在咨询过程中,SFBT咨询师与当事人乃是一个治疗的团队,相互合作并一起进行实验,咨询师只是通过顾问角色及合作伙伴的关系,来协助当事人达成所欲的目标。所以,SFBT咨询师是"邀请"的专家,是一个协助当事人辨识自己目标、优势与所欲改变方向的专家,是一个创造改变脉络、却不主导改变内容的专家,可谓是一个"催化当事人目标与解决导向"的专业工作者;而当事人,则为他自身生命与生活的专家,是晤谈治疗过程(包括目标与方向)的"决定者",并且,真正代表着创造成功的权威(许维素,2009;Corey,2013)!

案例对话与反思活动

当事人：老师，你知道我有忧郁症啊。我之前都不能上学，都在房间里，都是我妈妈一直照顾我，好长一段日子呢。现在，我比较好一点了。但是，我还是觉得痛苦。

咨询师：痛苦？怎么说呢？（明确性回应，尝试支持并理解其情绪的状态）

当事人：就是……我知道我妈妈希望我能立刻去上学，虽然她没说出口。我觉得压力很大……

咨询师：妈妈没说出口的期待，让你有压力，也看到你很在乎妈妈的想法。（通过负向情绪，反映其中的看重之处）

当事人：是啊，因为我很难过，我自己到现在还不能去上学，想让她高兴些。

咨询师：所以你自己也很希望能够上学的，是吗？（尝试确认其想追求的目标）

当事人：是的。

咨询师：虽然你感觉这个阶段比之前好多了，但觉得目前还是不能上学。可是，对妈妈来说好像觉得你可以去上学了。（汇整前述内容，展现倾听态度，建立"理解基础"）

当事人：嗯，是啊。她会说你可以去学校看看同学啊什么的。

咨询师：那么，如果我们有机会问妈妈，她会说她看到了什么，或者是什么让她觉得你已经可以上学了？（通过他人眼光，尝试寻找优势力量）

当事人：这个 …… 就是我比较能出门，在家比较能跟她聊天说笑，比较能看点书啊 ……

咨询师：那我可以先了解一下，你是如何帮助自己，从一直待在房间，转变成比较能出门、跟妈妈聊天说笑、看点书的呢？你是怎么做到的？（企图肯定赞美，确认改变并辨认自助力量）

当事人：啊 …… 嗯 …… 这个 …… 妈妈帮我很多。

咨询师：妈妈怎么帮你的呢？（好奇了解细节）

当事人：妈妈常跟我聊，鼓励我，带我出去散步，拉着我去逛街。也会骂我，说她很伤心，要我站起来 ……

咨询师：哇，妈妈做了很多事情啊。

当事人：是啊，妈妈很伟大，所以我很气自己还不能立刻去上学。

咨询师：当然，可以理解，你这么感谢妈妈、在乎妈妈。（自然同理）

当事人：真的，她都没有放弃我哦！

咨询师：虽然你还没有觉得自己准备好可以马上去上学，但是，我想知道，在妈妈的帮助下，如果在一个1分到10分的量尺上,10分代表你一开始说的,你可以跟之前一样,可以上学,很正常地过日子,1分是一开始住院的情况,你现在在几分的位置?

当事人:5分。

咨询师:5分啊!(赞美强调进步)在这5分里,妈妈帮你的忙有几分?你帮自己的忙,有几分?

当事人:妈妈3.5分,我自己1.5分。

咨询师:1.5分是什么啊?(好奇地将晤谈焦点回到自我可控之处)

当事人:就是也很努力,也不放弃自己。

咨询师:嗯哼,还有呢?(一般性回应)

当事人:就是不放弃自己,叫自己要继续做医生、妈妈说要做的事情。不过,有时还是做不到啦。

咨询师:在你能够做到的时候,你会努力提醒自己不要放弃。(肯定支持)

当事人:对啊,我其实也没有放弃要上学,但是,但是,我没有信心我能上学。

咨询师:信心是很重要的力量啊。你没有放弃上学,只是目前信心比较低。(摘要,表示倾听,确认理解)

当事人:对。

当事人:如果在一个1分到10分的量尺上,10分表示你

很有信心自己能够上学去,1分是毫无信心自己能够上学,你对目前的自己,会打几分?(尊重与澄清知觉中的在意之处)

当事人:3分。

咨询师:那么,信心到几分左右,你就觉得自己可以上学了?(尝试激发未来可能性)

当事人:最少要6分。

咨询师:6分的你会跟3分的你有什么不同呢?(联结现实,好奇地)

当事人:嗯,怎么说呢……

咨询师:慢慢来,慢慢想,没有关系。(支持并鼓励当事人)

当事人:我……我会不太害怕看到陌生人,我不只是看书还可以写点作业,我想出门的次数变得更多……

咨询师:你也很希望自己能做到上学让妈妈开心,而信心对你是很重要的。当你看到自己或观察到自己不太害怕看到陌生人、不只是看书还可以写点作业、出门的次数变得更多,就知道自己信心到了可以上学的6分了。

当事人:是的。

咨询师:所以,从现在的3分要到拥有6分的信心,你觉得你现在继续做些什么,或开始做些什么,可能会有一些帮助,例如可以进步1分或0.5分的?(尝试寻找可能的一小步

行动）

　　当事人：我要 …… 我要继续运动、吃药，跟妈妈和家人聊天。

　　咨询师：嗯哼。（一般性回应）

　　当事人：嗯 …… 我也应该告诉妈妈，让她知道我的状况 ……

　　咨询师：真的？告诉？（赞美，明确性回应）

咨询师自我反思

　　1. 在上述的案例对话中，咨询师如何位于"未知"的不预设立场来建立"理解基础"？

　　2. 在上述的案例对话中，咨询师如何以尊重、理解当事人的回应，与当事人建立了合作的咨询关系？

　　3. 对于SFBT建立理解合作的咨询关系的理念，我个人的看法为何？认同的程度如何？

　　4. 过去的咨询中，我的什么态度与技巧十分有助于与当事人建立良好咨询关系？我是怎么训练自己拥有这些能力的？

　　5. 要在晤谈中实地建立SFBT所强调的理解合作咨询关系时，身为咨询师的我可能会面临的挑战是什么？

4

合作对话的重要元素

建构解决之道的晤谈阶段

SFBT 整个解决式谈话的共构互动过程，正是一个引发当事人改变的介入历程。SFBT 的代表性问句，促发当事人通过个人知觉中的过去例外经验、现在的目标及未来可能性，逐步形成与建构属于自己的解决之道。

SFBT 不仅看重生命与事件的正向积极面，更为强调面对同一事件的各种可能性。SFBT 晤谈注重现在的行动与未来偏好的影响，是一个具希望感的建构解决之道的晤谈。

由于 SFBT 的哲学理念与独特性，致力于扩充、发展"解决式谈话"的治疗对话，正是 SFBT 咨询师最重大的任务。当事人来谈问题的解决之道，常从这"解决式谈话"的互动中，渐次被协商、被概念化及"建构"出来（许维素，2013）。换言之，若当事人一直陷于谈论其问题与困难时，SFBT 的咨询师会企图将晤谈的对话，从讨论问题本质与细节的"问题式谈话"对话，同步于当事人能够接受的速度并考量晤谈共同理解基础，灵活组合运用 SFBT 特定的代表技巧，逐步形成与维持"解决式谈话"的对话，以能协助当事人建构出解决之道（de Jong & Berg，2012；许维素，2014）。

虽然，咨询晤谈的历程是相当动态发展的，但 SFBT 因其独特的信念，晤谈历程有其聚焦停留的重点。由于 SFBT 相信，每人每次的晤谈都是独特的，晤谈难以有特定的固定步骤，因此，配合着晤谈阶段，晤谈流程的纲要化阶段及要素，如同指南，可协助咨询师在瞬息万变的晤谈历程中，掌握可尝试推进的方向。

一、焦点解决晤谈阶段

SFBT 整个解决式谈话的共构互动过程，正是一个引发当事人改变的介入历程。着重于建构解决之道的 SFBT 晤谈，基本上可分为以下几个主要阶段，简要说明如下（许维素，2014）。

（一）正向开场

一个简短的社交开场，如询问名字、称谓、从何地来，常让当事人感到放松。咨询师需扼要说明晤谈架构、流程与进行方式，好让当事人可以了解；对于保密与通报事项的规定，亦能扼要说明其善意与限制，好让当事人可以安心并行使知情同意权。虽然在预约时，机构行政人员应已说明相关行政规定（如预约、请假等），不过，咨询师在必要时仍须确认当事人的理解且进行补充说明。

之后，咨询师会好奇地尝试想要多了解当事人并建立初步关系。例如，咨询师会关怀地询问一些背景资料，如工作职称、所属班级、嗜好等，而让当事人从容易回答的人、事、物开始对话，远离被质询或拷问的气氛。通过开场与背景的资料，咨询师会尽快找到能合宜肯定当事人的优点或专长之处，如在机构中位于重要职位、嗜好中所反映的专长，而创造直接赞美当事人的机会。或者，咨询师也会运用关系问句询问当事人，其他重要他人对他平日的欣赏与肯定，例如，猜想领导对他的一个欣赏、家人对其最大感谢之处。而一同前来晤谈的家庭成员能先相互赞美，也是一种好的选择。例如，咨询师询问父亲今日何以会支持母亲，认为来晤谈是一个很好的意见，或者问在场的母亲，孩子哪一项优点是跟父亲学来的。凡此，这样的正向开场企图营造一个正向运作的氛围，对于儿童或青少年在场者，更是重要之举。

接着，成果问句用来了解当事人目前的来谈目的或最大期待，以使晤谈产生初步聚焦的焦点或前进的大方向，是常运用的开场问句，而成果问句也开始邀请当事人进入 SFBT 目标导向思维。

（二）问题简述

咨询师需要知道究竟发生了什么事，让当事人现在觉得困扰并且在意。咨询师会积极地倾听当事人的诉说，并选择能表示理解支持当事人的想法与痛苦的合适语言来予以回应。与此同时，咨询师也会尝试了解当事人对问题的主观诠释以及问题对当事人的影响等个人与问题之间的互动，包括问题出现的概况、频率、程度，以及当事人的感受、解释与期待，并持续以自然共情、一般化、重新建构、复述关键字、摘要等技术回应，以能展现出咨询师的理解、尊重与认可。亦即，咨询师会从问题描述的历程中不断累积对当事人的各方认识，特别是当事人在意的改变以及潜在的资源，并同时敏锐地建立晤谈中双方对晤谈内容的共同理解基础以及相互平等合作的咨询关系。

在初次晤谈之前的电话联络，秉持 SFBT 精神的咨询师也可能会开始邀请当事人注意从预约后到第一次晤谈前的任何进展——"晤谈前的改变"，在晤谈开场时询问当事人自发促成这些小进展的能力与方法，并予以大大肯定。或者，咨询师还会特别询问当事人曾经尝试如何处理问题，并欣赏能够有这些尝试的行动及其展现的背后知识与力量。这些尝试，期待能在当事人诉说问题的同时，悄然开拓当事人优势观点的思路。

此外，咨询师在肯定当事人对于问题有其深入的剖析后，会好奇地询问，对当事人而言，"改变何以是一个问题？"如此，在展现咨询师对当事人的欣赏的同时，也促使当事人更加厘清、确认所需的协助，而使晤谈的方向更为聚焦于当事人真正的需要。

（三）建立良好构成的目标

倘若当事人带着多个议题前来，必要时，咨询师会询问当事人从中依据重要性、紧急性或意愿性进行排序选择。更常见的是，咨询师会引导当事人澄清，当来谈问题解决时，期待什么样的美好愿景发生，以能逐步检索出可以立即执行的目标。SFBT目标的形塑是由当事人告知咨询师他所想要发生的改变为依归,而非以咨询师认为当事人该如何修正自己为晤谈方向。

奇迹问句与假设问句常是在此阶段使用的代表问句。例如,咨询师除了询问当事人"如何判断孩子有所谓忧郁症"、肯定当事人协助孩子改善情况的任何尝试行动之外,咨询师可能会运用假设问句,不预设立场地询问当事人:"如果可能,在面对目前的挑战,你最希望自己、孩子或家人有何不同?"并停留于期待改变的重要理由、改变后的具体状况探讨。或者,咨询师会使用奇迹问句邀请当事人描述奇迹发生后的美好愿景,再进入当事人所偏好未来的细节探讨,以便让当事人跳离问题模式的无效重复思维,尝试接受生命可能性的力量。

往往,当事人最在乎的目标,常是当事人最愿意改变的动力。未来导向的 SFBT 认为,需要得知当事人认为何时不用再来晤谈的最后终点,倒回来与当事人共同发展现在可以开展的具体行动计划。亦即,咨询师会引导当事人从来谈问题的描述,通过焦点解决谈话,特别是所欲未来愿景的想象历程,转而逐步形成"良好的构成目标",即正向所欲的、明确具体可行的、具人际情境互动的、个人能力意愿所及的、符合当事人生活脉络的,以及立即可以开始行动的目标。

(四)探讨例外

每一个人、事、物都可能成为潜在的资源或优势。再度使用过去有效行动与现今既存资源，除了会大大鼓舞当事人自我价值，也会比学习新的策略或找寻新的资源减少许多摸索尝试的时间。

紧扣当事人的目标，咨询师会接着运用例外问句，如询问何时情况没发生、发生时比较不严重等，以积极探讨当事人过去相关的小小成功经验、资源、优势和力量。进而，咨询师会赞美地协助当事人对于各项既存例外、优势力量的运作历程与有效要素更为意识化，以鼓励当事人能够多加执行或至少观察如何发生，以开发各种可能性或成为解决之道的基石。

诸多例外都需要咨询师能够引导当事人觉察，但其中，以最近的例外和与目标有关的例外最值得优先探讨，因为其最容易成为建构解决之道的素材。而当事人面对问题情境的自发应对策略，也是例外的一种，咨询师亦常会充分讨论。例如，咨询师除了了解来谈夫妻何时会有所冲突外，也会运用应对问句让他们看到尝试做的这些处理背后所展现的爱意与持续力，以及一些有效应对策略所反映的双方个别或共同在意之处。

最后，咨询师常会汇整地提出评量问句，以1分到10分的量尺，将当事人的奇迹愿景置在10分的位置，1分则代表当初决定来谈的情况，请当事人评量目前的例外分数，以及何以能有此分数的策略。接着，咨询师除了鼓励当事人先多做目前能够做得到的有效行动以稳定情况，也会继续努力探讨能使分数提高 1 分的任何一小步的尝试行动。

（五）暂停与反馈

晤谈进行 40 分钟，完成前述阶段后，SFBT 晤谈会暂停 10 分钟，好让咨询师能够汇整晤谈所得，或与单面镜后团队进行讨论，而当事人也可在此时段沉淀晤谈历程与收获。

在暂停后，咨询师会给予赞美、桥梁、建议的反馈讯息，以使当事人在结束时获得本次晤谈的清晰总结，而在晤谈室外更能促发自身行为的改变。

反馈的内容都是基于晤谈历程所得的讯息而来，并予以逻辑性的组合。赞美，是对当事人整体的肯定，特别是强调与目标达成有关的优势力量，以能大大鼓励当事人。桥梁，是在赞美与建议之间提供有意义的连接性讯息，让当事人认可去执行下述建议会是很有意义与重要之举。建议，即为鼓励当事人开始尝试的一个行动。常见的建议包括：当事人继续多做一些在晤谈中提及的例外，或开始朝着所欲的未来愿景前进一小步，或仔细观察例外的发生，或尝试做些不同的事情等，而将任何的改变与观察带到下次晤谈进行探讨。

（六）后续晤谈

第二次晤谈开始，各次的后续晤谈皆以探问"何处有改变"

作为开场,或以评量问句邀请当事人自己评估目前进展的情况。咨询师会积极讨论任何的进展何以能发生,确认其与目标方向是否一致,以及努力稳定与扩大这些进展的影响。

之后,再询问当事人在改变后,还想要再往前走的一小步方向为何,继而重复前述各个阶段,直至稳定可结案为止。

倘若一时没有任何进展,除探讨情况何以没有变得更糟之外,还可以重新检视当事人的目标与方法,是否是其想要的或者可为的,而再次重复前述阶段。

探讨进展与改变,将提升当事人在晤谈室外更能懂得自助的能力,也能维持有效的作为,尤其,更期待这些小进展能激发涟漪效应,从而带来更多的连锁改变。

二、焦点解决晤谈流程及要素

为能更加掌握前述建构解决之道的晤谈阶段,在此列举科曼(2011)、韦布(1999)以及许维素(1998)所提出的晤谈流程及要素。

SFBT代表人物之一,科曼(2011)认为SFBT晤谈流程,可以分为初次晤谈和后续晤谈两种。

在初次晤谈一开始,咨询师把初步了解当事人目前的状况,以及得知当事人期待咨询可以如何对他有所帮助为最大方向。为激发当事人的思考，咨询师可引入当事人的重要他人的角度与观点。

在咨询师与当事人开场的对话中，咨询师会逐步厘清两人同理与理解的晤谈共同大方向。之后，咨询师常以奇迹问句邀请当事人持续构想所欲的愿景，并且维持想象身处奇迹发生后个人内外、主客观的种种状态。接着，咨询师会尝试联结至过去，引导当事人回想，是否有类似部分奇迹的例外成功经验已经发生。倘若当事人能够清楚地说出这些例外经验何以能发生，咨询师则会在反馈阶段，鼓励当事人继续多做以产生量的改变，最终达到当事人所欲的目标。如果当事人不知何以发生，则会给予当事人回家观察例外发生历程细节的建议。当然，当事人认为奇迹图像中最容易达成之处，也可作为当事人回家开始尝试的目标。

在后续晤谈时，咨询师首先会先了解当事人何处变得更好。若当事人能确认变得更好之处，则确认与初次来谈目标是否有关联，改变是否足够。若当事人觉得已经足够，则可考量结案。如果当事人觉得还未达期待，则可继续讨论晤谈还需要发生什么事；在此同时，第一次晤谈的流程，则会再次重复。当然，在后续晤谈中，若当事人没有任何改变，也可鼓励当事人尝试做一些不同以往的行动，而打破既定的恶性模式，创造新的可能性。

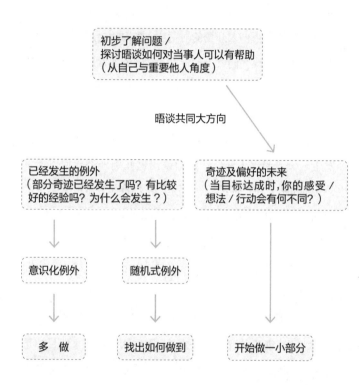

图 4.1　科曼（2011）初次晤谈流程架构图

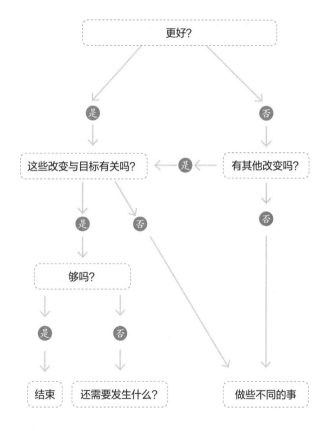

图 4.2　科曼（2011）后续晤谈流程架构图

　　韦布（1999）配合前述 SFBT 各晤谈阶段的重点，提出了一个 SFBT 的晤谈流程（如图 4.3）。

　　从晤谈一开始，咨询师需要先了解当事人来谈问题与基本资料，以一般化、重新建构等技术，接纳当事人的诉说与情绪。尝试了解当事人曾经使用的处理方法，是 SFBT 开场常做的一个引导方向，因其可以开始引发当事人思考自己努力做到之处或联想到一些有效的方法。咨询师需要引导当事人将来谈的问题转至希望有所改变之处，成为晤谈暂时的共同目标，并以此为晤谈开展的方向。

　　之后，咨询师要努力引导当事人思索任何的优势所在，并积极辨认当事人的潜能与资源。例如，咨询师可询问：过去，何时问题有较佳的情况？最近，问题何时不发生或较为轻微？咨询师也可以邀请当事人检索目前生活中希望继续发生的小小美好，并想象继续发生后的愿景为何。而生活中，实际的重要他人所能提供的支持，亦是当事人重要的陪伴力量。

　　若潜能开发的历程顺利，这些被发现的潜能将可作为行动计划的基石。咨询师会请当事人想象，可以优先尝试的是什么样的行动，但此行动必须是当事人目前做得到的具体行为。这些做法可能是因多次制造成功的例外经验而被发现的那些有用的方法，或者，是将有效方法中成功要素重新组合或放在不同的情境脉络下进行实验。当事人也可从想象愿景中获得可

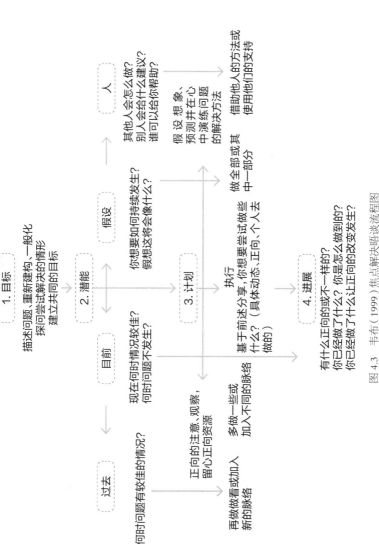

图 4.3 韦布（1999）焦点解决晤谈流程图

以开始尝试行动的灵感。当然,从他人那里获得支持与建议,也是刺激当事人行动的来源之一。

与此同时,邀请当事人想象若真能做到这些行动计划的愿景,将可帮助当事人预演行动的历程,激发行动的意愿。在行动的当时或之后,观察自己的作为以及他人的反应,将可检验行动的效果并维持当事人持续改变的意愿。更重要的是,咨询师需要协助当事人辨认出小小正向改变的发生、何以能发生、何以能维持,而使当事人的改变持续发生。

而许维素(1998)参考沃尔特(Walter)和佩勒(Peller,1992)的观点,以"目标架构""例外架构""假设解决架构"的流程要素汇整前述,将SFBT晤谈流程路径图以图4.4所示。

图4.4的内容,大致与科曼及韦布相似。不同之处则为,当一开场时,特别关注当事人的来谈状况,包括其与咨询师的互动关系是属于很愿意合作的消费型关系、处于诉苦的抱怨型关系,还是事不关己的来访型关系。无论是何种关系,咨询师要通过当事人目前看重的目标及充分的赞美,来与之建立合作关系。例如,顺着当事人不愿意来晤谈的期待,探问自身有何改变就可达此目的;或者,反映抱怨其他家人应有所改变中所透露的关心,软化当事人愿意由自身开始启动对家人的影响。咨询师需要协助当事人转化抱怨及渴望,而成为晤谈初步的正向目标。

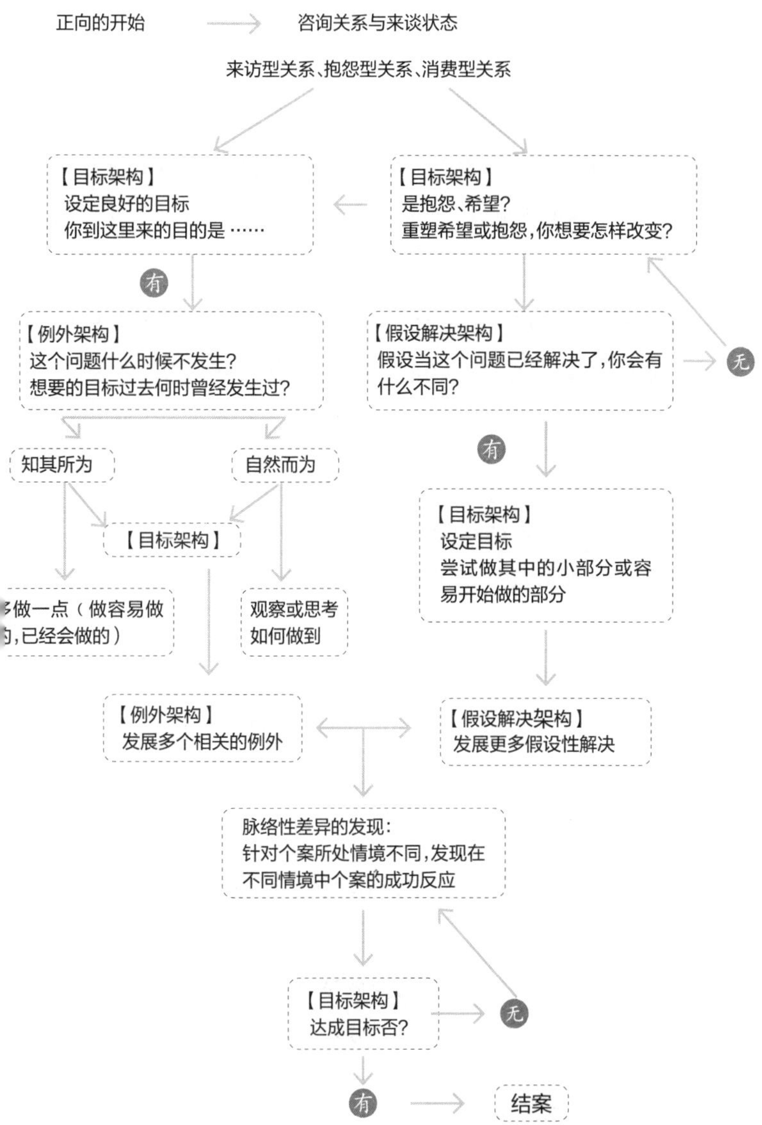

正向的开始 ⟶ 咨询关系与来谈状态

来访型关系、抱怨型关系、消费型关系

【目标架构】
设定良好的目标
你到这里来的目的是……

【目标架构】
是抱怨、希望?
重塑希望或抱怨,你想要怎样改变?

有

【例外架构】
这个问题什么时候不发生?
想要的目标过去何时曾经发生过?

【假设解决架构】
假设当这个问题已经解决了,你会有
什么不同?

无

知其所为   自然而为

【目标架构】

有

【目标架构】
设定目标
尝试做其中的小部分或容
易开始做的部分

多做一点(做容易做
的,已经会做的)

观察或思考
如何做到

【例外架构】
发展多个相关的例外

【假设解决架构】
发展更多假设性解决

脉络性差异的发现:
针对个案所处情境不同,发现在
不同情境中个案的成功反应

【目标架构】
达成目标否?

无

有 ⟶ 结案

图 4.4   许维素(1998)SFBT 晤谈的一种可能路径图

　　另一个差别是，在形成晤谈初步的正向目标之后，咨询师可以从例外架构或假设解决架构任何一个方向接入，依赖当事人目前的状态，比较能接受的是例外、应对问句引导其既有优势的方向，还是奇迹问句、假设问句尝试引发愿景的方向。当然，各项晤谈流程的要素，都可循环弹性联结使用。

　　从前述三个晤谈流程及要素中，也可以看到重复出现的结构（见图4.5）（许维素，2014）。例如，SFBT咨询师需要从当事人来谈问题，转而找到当事人看重的未来愿景及其认同的目标，而带至现在需要开始推进的一小步。或者，当事人先探讨过去例外发生的方法，而增加例外发生的次数，也可变成一个可行的目标及努力的一小步。愿景、目标、例外、一小步，是初次晤谈或只有一次晤谈的流程架构与努力方向，即使不见得在一次晤谈中都能涉及这些重点。而在后续的晤谈中，不管与上次晤谈间隔多久，优先大量探讨进展与差异何以发生，是其另一个重点，然后再循环此一晤谈的架构与过程。

三、咨询历程的意义：扩大知觉以寻找生命的可能性

　　为了建构解决之道，为了发展"解决式谈话"，从晤谈各阶段与流程可知，咨询师并不会直接教导或面质当事人，而主要是以提问问句、引导当事人思考回答的方式在进行着。这是因

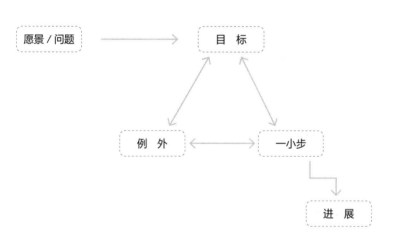

图 4.5　SFBT 唔谈的简式架构图

为 SFBT 认为，一个人所处的现实世界无法被客观分析，其是由个人经验和被回应的方式所构成，或从一个人的觉知、赋予意义、如何讨论世界的方式中被建造的。而且，每个人的现实世界具备有机的演化特性，例如可通过个体间诸多互动沟通，运用语言这一协商现实世界的基本媒介，产生新的概念联结（Nelson & Thomas，2007）。所以，SFBT 咨询师工作的焦点是在当事人的"知觉"而非事实；当咨询师由衷地、好奇地使用开放式问句询问当事人时，一方面可以通过相互的语言沟通来尝试理解当事人的现实世界，另一方面，咨询师也已将控制权和责任转至当事人手中，给予当事人使用自己语言的空间而拥有更多选择权来决定如何进行描述。

对于 SFBT 来说，未知的开放式问句乃使咨询师更能聚焦停留在当事人的参照架构之上，并在回应当事人关键用字的同时，通过引出相关细节，扩大当事人的知觉领域。而且，在当事人表述个人主观知觉之后，咨询师不会用"是的 …… 但是"来否认当事人，而会以"是的 …… 而且"的概念来连接当事人与自己语言的关系。

同理，在后续的晤谈中，即不断引出有关差异与改变的知觉描述与经验讨论，而改变则被视为是产生新的、与前不同的行为与知觉（Nelson & Thomas，2007）。治疗是成功或失败的证据化实证资料，看重的即是当事人的自我陈述。借由当事人说出改变的知觉这个过程，当事人会将知觉转变成事实，因此SFBT会侧重于探寻当事人觉察到的改变。亦即，在改变的道路上，是当事人建构着他们自己的经验，而此建构经验的历程将反映出他们如何阐述与谈论这些经验。这一谈论的过程，通过咨询师未知态度的提问，也将会让他们拥有不一样的体验。此外，除了探讨当事人个人的看法，咨询师也常会从重要他人与所属系统的眼光来深究与扩大，因为个人的意义常是发生在所属的社会脉络之中（Korman, 2011）。

换言之，在SFBT晤谈流程的各个阶段，SFBT的咨询师会通过许多的问句，特别是SFBT的代表性问句，促发当事人通过个人知觉中的过去例外经验、现在的目标及未来可能性，逐步形成与建构属于自己的解决之道。而此尊重当事人知觉的历程，是助长当事人自我决定的重要方式（de Jong & Berg, 2007）。通过SFBT解决式谈话流程，咨询师展现同步、不预设、尊重的平等态度，将晤谈焦点转回当事人身上，参与晤谈的当事人能在晤谈室内外产生新的觉察与自我赋能，而能持续为未来创造各种新的可能性（de Jong & Berg, 2007）。

案例对话与反思活动

一、正向开场阶段

（进行自我介绍及场面构成之后）

咨询师：从刚刚你的自我介绍了解，我想你应该是企业界很成功的女经理吧。（直接赞美）

当事人：没有啦，是有一点成就而已。（谦虚地）

咨询师：要这么有成就，你每日得工作几小时？

当事人：大概十二个小时以上。

咨询师：哇，很长的时间呢。

当事人：我的团队工作时间都很长啊，不只有我。

咨询师：如果有机会问你的团队最欣赏你的地方，他们可能会怎么说？（运用关系问句的间接赞美）

当事人：大概是 …… 很努力、负责，很当机立断，不像一般女性主管容易闹情绪。（微笑地）

咨询师：在我们初步相互认识以及了解我们的晤谈流程后，可不可以让我了解，如果今天我们谈了什么，会让你觉得这次来晤谈是很值得的选择？（成果问句，初步形成咨询目标）

二、问题简述阶段

当事人：唉 …… 唉 …… 我先生外遇，跟他的秘书，我 ……

我整个人都失控了……都混乱了。(烦躁)

咨询师:当然。(自然共情)发现先生外遇,对太太常常会是一个很大的冲击。(一般化当事人的情绪)

当事人:是啊。

咨询师:对于先生的外遇,你最在乎的是什么?(了解当事人主观知觉)

当事人:他怎么会这么糊涂?要不是我不小心看到他的手机,我还一直被蒙在鼓里呢!(生气状)

咨询师:糊涂?(回应关键字)

当事人:他怎么会这样伤害我,我一直想我们还不错啊,很信任他啊。

咨询师:你一直很信任他,也很信任你们的关系,所以外遇的事情让你很生气、伤心。(摘要当事人所在乎之处)

当事人:是啊!(激动状)

咨询师:发现先生外遇一时之间让你觉得有些混乱,甚至失控(使用当事人用字,一般化其反应),不过,在你知道之后,你曾经做过什么处理?(了解当事人与问题的互动)

当事人:我立刻找我先生来谈,也跟那个不要脸的女秘书谈了一下,不让情况扩散开来。

咨询师:看来你像平时一样很当机立断地做了处理。(联结之前提的优势)跟他们谈了以后,结果如何?(了解已做处

理及其效果）

当事人：怎么说呢，那女人什么都不说，后来就辞职了。我先生对这件事一直顾左右而言他，不然我们就一直吵闹。我不知道接下来该怎么办，所以我才来这里啊。（迷惘状）

咨询师：这是一个很重要的事情，而且，难得的是，你能够面对它，也想解决它。（重新建构以找到当事人的优势）所以，如果今天来谈之后，你希望情况会和现在有什么不同？（形成晤谈初步大方向）

当事人：嗯……嗯……我想想。嗯，唉，嗯，我希望我可以变得冷静，知道如何处理吧……

咨询师：当你能变得冷静，知道如何处理时，你希望处理的结果是什么？（继续形成晤谈初步大方向）

当事人：嗯……说到这里，我想……其实我是想要挽回我的婚姻，结束这个外遇！（渐渐平静）

三、建立良好构成的目标阶段

咨询师：难得你能这么快发现，你是想要挽回婚姻的。你是怎么判断这是你想要的呢？（反映当事人的优势，并引发自我赞美）

当事人：这样吵吵闹闹也不是办法。我想过，为了孩子，为了我们家庭的名誉，为了我自己，我觉得挽回婚姻才是重点。我告诉自己一定要冷静，像处理公司危机一样。虽然我心里很

难过,很混乱。(平静多了)

咨询师:这真的很不容易做到,看来你考虑的层面很多。当考量到孩子、家庭的名誉、自己时,是什么让你能够在这么难过、混乱的情况下,还可以告诉自己要像在公司处理危机一样的冷静?(赞美与应对问句)

当事人:我不知道,就是很难过混乱啊,但觉得还是得挽救婚姻一番。这是唯一的路,我不想失去这一切。

咨询师:我也想确认一下,你想先讨论如何挽回婚姻,还是觉得先处理你心里的难过与混乱,哪一个比较重要,或比较需要优先处理?(根据当事人的回答,再次确认当事人晤谈目标)

当事人:嗯 …… 我想我的情绪我可以慢慢梳理的,我还是觉得挽回婚姻才是重点。(确认状)

咨询师:嗯。对自己的情绪梳理是有信心的。(赞美)如果挽回了你的婚姻,你会希望你的婚姻变成什么样子?(尊重当事人的方向,尝试建构良好的目标)

当事人:没有外遇啊!

咨询师:没有了外遇,你期待可以与先生拥有什么样的婚姻关系?(再次尝试建立正向所欲的目标)

当事人:彼此关心,可以信任对方。这件事让我都无法相信他现在讲的任何话了!

咨询师:当然,这很重要。当你们能彼此关心、彼此信任时,

会做什么事是现在没有做的?(继续建立具体可行的目标)

　　当事人:喔 …… 怎么说呢,一下子也说不清楚。

　　咨询师:嗯。你的想象力好吗?我想问你一个奇怪的问题。当今晚你回家睡觉时,有一个奇迹发生了,你带来这里的问题都解决了。由于你在睡觉,所以不知道奇迹已经发生了。当你第二天起来,你会注意到什么,便知道奇迹已经发生了?(再追问奇迹发生后的细节,以建立偏好未来的愿景)

　　四、探讨例外阶段

　　咨询师:你刚才说,当奇迹发生时,你与你先生会放下工作,每天有一两个小时独处的时间,聊聊每日的工作与心情,谈谈孩子,而你的孩子会看到这个家庭是有笑声的。(使用当事人用字,整理当事人所述的奇迹图像)还有其他什么事情会发生吗?

　　当事人:差不多了吧?这样已经很奇迹了。(微笑)

　　咨询师:那么,你们结婚十多年来,曾经有没有彼此独处、彼此交谈、有笑声的时候?(透过奇迹愿景,尝试回忆过去的成功例外)

　　当事人:嗯 …… 嗯 …… 刚结婚的时候吧。我们那时候同心协力地要打拼,我们很爱彼此的 …… 他怎么会变了呢?(落泪)

　　咨询师:你很希望你们可以一直是同心协力、相爱、彼此

信任、能交谈且有笑声的。(使用当事人用字,复述当事人在意
之处)

　　当事人:是的 …… 是的。(平静些)

　　咨询师:可以多说一些,在刚结婚时,你们是怎么能做到同
心协力、相爱、信任、有时间独处交谈与有笑声的吗?(深入探
索例外,使其意识化)

　　当事人:我也不知道。不太清楚,怎么说呢 …… 当时就很
能这样啊 ……

　　咨询师:好,我换个问法。如果用一个 10 分的量尺,10 分
代表奇迹发生后的日子,你们是同心协力、相爱、有独处时间、
会交谈、家里有笑声,1 分表示正好相反,你觉得你跟先生目前
在几分的位置?(以评量问句了解现况)

　　当事人:2 分,我们都不讲话,一讲话就吵,再糟下去不
好啊。

　　咨询师:如果请你先生来打分,他会打几分呢?

　　当事人:4 分吧。因为我们都还住在同一个屋檐下,我也
没有告诉孩子。

　　咨询师:嗯。那么再用另一个量尺,10 分代表你很有信心
可以挽回婚姻,让你们在婚姻里同心协力、相爱、有独处、有交
谈与笑声,1 分表示你没有任何信心,你觉得你目前的信心是几
分?(尝试以评量问句寻找例外)

当事人：6分，因为我先生还会否认。我问了这事后，他后来每晚都有提早回家。还有，我们之前是这么的相爱，所以，我想……我想应该可以有6分。

咨询师：如果问你的先生，他又会打几分呢？

当事人：7分吧，他不想离婚啊。

咨询师：哇，你们的信心都不低，你的先生分数都比你高。

当事人：是啊，他的态度我也看在眼里啦……

咨询师：如果发生什么事情就可能让你们各自的信心再增加1分呢？

当事人：就是不能再更糟了。就是两个人相处的时候，大家可以再正面一点点吧。

咨询师：不能更糟、再正面一点点是指？

（继续讨论具体情境下的可行行动）

五、暂停与反馈

在暂停休息十分钟后，咨询师总结：

对于你面对先生外遇能当机立断立刻去处理，以及你能够在心里生气，混乱时，还能帮助自己冷静下来，很快认识到挽回婚姻是你目前最重要的目标，这些让我觉得印象深刻。这真的是很不容易。（赞美）

由于考虑到孩子、家庭的名誉以及在乎你们多年的感情，你决心要挽回婚姻。你很希望挽回婚姻后，可以拥有如过往一样的同心协力、相爱、彼此信任、能交谈且有笑声的日子。而为了要挽回你的婚姻,让目前的情况不要变得更糟,是很重要的第一步(桥梁)。

你能在这么难过的情况下还看到你先生最近的反应是很可贵的,而他的态度对你也很重要。为了能让你们往挽回婚姻方向前进一步,如同你刚刚所说,如果对于先生提早回家,在你能够承受的范围内,你多表现一点正面的反应,很可能会使你们两个人现在的互动有好转的机会。(建议)

依据你所提议,我们两周后再晤谈;当你再回来时,请告诉我,在你尝试这样做之后,你们情况产生了哪些不同。

六、后续晤谈

咨询师:这两周你觉得情况哪里好转了?

当事人:差不多吧,我想。

咨询师:所以,当你先生回家时,你的反应跟之前差不多,还是有一点点不同?(根据建议,尝试引导当事人再次觉察改变的发生)

当事人:不过,嗯……情况没有好转啦,我没有办法跟他谈外遇的事情,因为他还是一直否认。我为了应付冷场,就只好讲一些家里的琐事。

咨询师:虽然要与先生谈外遇的事情是目前尚未突破之处,但是,你怎么能愿意开始跟他谈一些家庭琐事的?(捕捉当

事人已经做到的改变,并扩大进展)

当事人:我就告诉自己,别再把情况弄更糟了,我要挽回婚姻。

咨询师:这样告诉自己、提醒自己是有帮助的。(确认有效行动)

当事人:是,我得一直提醒自己。我心里是很难过啦,后来我发现,我如果一直问自己,我在做的是帮上忙还是帮倒忙,我就会冷静一点。

咨询师:真的!很不容易呢!你提醒自己的能力很强呢!(赞美)所以当你跟先生开始聊家庭琐事时,他的反应是怎么样的?(检视连锁效果)

当事人:嗯,他是有点开心啦,好像松了一口气一样。

咨询师:喔,那么,当你看到他开心、松一口气时,你又有什么反应呢?(扩大效果)

当事人:我什么都没有说,但我很心酸,想说你还在乎我,为什么还要伤害我。

咨询师:虽然还是会想起先生外遇带来的伤害,但仍然能看到他对你的在乎。(重新建构,以反映既存资源)

当事人:是啊,因为这样,我就在想啊,我觉得我可能需要先跟你谈谈如何原谅他。这件事伤我很深啦,我实在没有办法跟他讲太久的话。(透过新的进展,当事人产生新目标)

咨询师：假如你真的原谅他了，会跟现在有什么不一样的反应呢？（假设问句，形成下一步的大方向）

（再重复上述阶段）

咨询师自我反思

1. 我发现 SFBT 晤谈阶段及流程，与其他咨询取向有何差异？

2. 对于 SFBT 晤谈阶段与流程，我的理解是什么？

3. 对于 SFBT 晤谈流程及其步骤，我目前使用的情况怎么样？

4. 在上述案例对话中，SFBT 的相关技巧如何促发 SFBT 各阶段的推进？

5. SFBT 晤谈阶段的流程要素，对我个人的生活与工作的启发是什么？

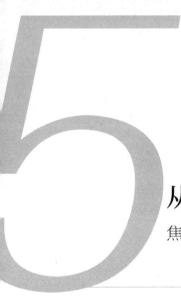

从梦想到现实

焦点解决短期治疗的目标架构

　　SFBT 坚持要由当事人的立场、以当事人的语言,确认出当事人的偏好未来与所欲目标,因此也符合了短期治疗"知道何时是终点"的理念,以能倒回来引导晤谈方向的开始与前进。

设定目标是日常生活中经常进行的活动。多尔纳（Dorner）曾说："我们总是想着做些什么行动来完成我们的目标，或在避免与预防我们不想要发生的一切。所以，如何形成目标及目标本身，便成为问题解决的重要角色。"（Egan，2010）

好的目标，是成功改变的开端；好的目标，才能导致正向的结果。SFBT坚持要由当事人的立场、以当事人的语言，确认出当事人的偏好未来与所欲目标，因此也符合了短期治疗"知道何时是终点"的理念，以能倒回来引导晤谈方向的开始与前进。

目标设定的原则，将以现在为起点，想象未来美好的愿景，并使愿景目标与现今生活产生联结。在当事人意识到希望自己的生命中可以有什么不同时，对当事人最大的帮助是让他"开始"去想"如何"让所希望的一切发生，而启动改变的动力。

所以，SFBT不会特别去想什么问题是SFBT所无法有效推进的，反而看重的是如何达成目标（Korman，2011）！

一、目标的导引力量

SFBT认为，当事人之所以会来晤谈，是因为他们希望自己"更好"。"更好"可能是想去追求他们想要但尚未达到的境界，或是想要停止他们现在正在做的某些事情。亦即，当事人提出他的来谈问题，正代表着他"现在"的"关注、在乎"，或反映了当事人是想要有所"改变"之处，不然他无须提及该问题（Korman，2007 & 2011）。而关注、在乎和想要改变之处，即为"目标"。

虽然，当事人对问题的描述不见得包含了当事人想要的改变，不过，当一个人在描述问题时，乃预设了应有一解决之道的存在才是，或者至少本人一定知道如何判定问题不复存在的标准。因而 SFBT 相信，当事人知道自己何时需要协助，便相对地能够知道，什么是可以停止晤谈的时机与讯号。而有趣之处即是，往往在咨询师了解当事人目标的同时，也会相对地了解了当事人的问题（Korman，2011）。

"有问题一定有目标，有目标不一定有问题。"不少当事人来谈，不是因为他有问题，而是因为他有目标。例如，想要突破目前的情况使其变得更好，让事业、课业更有成就，或让自己过得更幸福美满（类似于正向心理学所强调的人们追求幸福感）。又例如，面对来谈人际关系差的青少年当事人，若问他自己变成什么样子时，就会拥有改善后的人际关系，这当事人可能会说"有自信以及能表达自己"，那么，如何增加自信与表达自己的过去成功有效方法以及各种可能性的尝试，都可以成为晤谈继续努力的可能方向。而此目标的追求与达成，并不一定需要关乎其人际关系不佳的原因与经验。类似地，教师转介当事人的理由是其自信心低落,但当事人目前关心的是功课问题。若咨询师先与当事人进行的是这个人的目标 —— 如何提高功课,其自信心乃会间接增加,但不见得在晤谈中直接讨论到。配合当事人在乎的目标,咨询反而能有所进展。

有趣的是,讨论解决之道有时会比谈论问题更为容易进行。不少当事人常能够先定义出他的解决之道,而非问题,或者在发现解决之道后,会再回头去修正他原先定义的问题(de Shazer et al., 2007)。例如,因为想要争取如何调高薪资而来谈的当事人发现需要先改善自己对公司的归属感,才更易投入工作、创造绩效,一回头才发现自己原先以为的公司制度的问题并不是重点,解决之道的关键取决于自己的态度。亦即,当事人经由晤谈对话所形塑出来的目标,很可能与一开始来找咨询师的缘由不尽相同。当事人在从问题抱怨转成所欲目标时,往往会看到当事人的期待与问题不见得有直接的关联。所以,问题与目标之间可能有其关联性,可能没有,但是,目标应大大重要于问题(Korman, 2011)。

目标最能激发人们的资源,最容易让人们愿意往前迈进,也最能强化自我监控系统。例如,对于多位同时来谈的当事人,其对问题与改变方式的看法可能不尽相同,但是他们对于要追求的目标却很容易产生共识,而容易开始愿意合作地面对问题。或者,谈论问题容易引发当事人的审视缺点与缺乏资源的痛苦，而谈论目标反映的是当事人的追求与胜任能力，即使谈的是一个可能的最小改变，都会带来当事人的力量感（Corey，2013；de Jong & Berg，2012）。往往，随着目标的发展与引导，当事人常会主动吐露更深的担心与重要的个人信息，也会从问题的诉说与抱怨开始转为正向具体实际的思考与描述，并将目标建构于原有的优势基础上，甚至会对困境与目标不断产生新的修正与观点，而再次拥有希望感。这些概念，对于非自愿前来以及处于危机中的当事人，更是引发合作生机的重要起点（许维素，2014）。

SFBT 不是不关心当事人对问题的抱怨，只是对于当事人的目标"更有兴趣"。以坐火车来做比喻，若不知目的地为何，可能会搭错车；若搭错火车班次，那么那班火车所有经过的车站也就会是错的。一定要知道目的地才知道到达目的地的方式；而想要改变，是需与"目标"、而非与问题进行联结。毕竟，当事人的行动是由内在图像（目标）导引，而非只是靠着感官经验来做决定（许维素，2014）。所以，咨询师需要了解当事人所欲的目标，才能与当事人同步地、有方向地向前迈进！

二、穿过愿景，寻觅目标

当事人来晤谈时，不见得清楚知道自己想要的目标为何，需要咨询师渐进引导。目标是一个不断形成与修正的形塑过程。其中，咨询师的开放、好奇与探索之姿，常使当事人感到被信任而愿意多加倾诉，而咨询师能在倾听当事人的诉说中，澄清捕捉出其所看重的人、事、物，并予以尊重，是为关键之处（de Shazer et al., 2007）。

为了解当事人在诉说困境时真正想要的目标，在晤谈开场不久，咨询师常会使用"假设问句"邀请当事人尝试回答：对于来晤谈的期望，或当问题被解决时的景象，或在最理想状况中的自己会如何处理问题的细节。例如"如果你需要担心的事情改变了，你最希望看到什么不同？""如果你有一天走出外遇的阴影，你会与现在有什么不一样？"这类的假设问句将会引导当事人从问题描述进入解决行动的预备，并与咨询师一起协商出晤谈的共同大方向。

在咨询师与当事人协商出晤谈大方向之后，便适合接着运用奇迹问句，以邀请当事人构想意外奇迹来临后，来晤谈的问题会有的种种改变，以得知当事人奇迹愿景及所欲未来。奇迹问句是 SFBT 的核心，常能使当事人戏剧化地从谈论问题"解放"出来，将当事人充满问题的思绪，转移至以解决之道为焦点的思考（Fiske，2008）。其典型的问法为：

"现在，我要问你一个奇怪的问题（停顿）。假如今天晚上睡觉的时候，整个房子都非常安静，你也睡得很香甜。半夜，奇迹发生了，你今天带来跟我晤谈的问题解决了。但是，因为奇迹发生在你睡觉的时候，所以你不知道在一夜之间你的问题解决了（停顿）。当你第二天早上醒来的时候，你会发现有些什么不一样，而让你可以了解到你今天跟我谈的问题都消失不见了？"

"奇迹发生后的早晨，你还会做些什么事情？"

"你的家人会看到你有什么不同？"

以假设问句、奇迹问句来引导当事人，通过想象未来可能的正向发展，将使当事人认可自己目前的深层渴望，清楚掌握想要的追求，而使能量有可集中努力的方向。亦即，通过这类未来种种可能性的探讨，将使当事人不胶着于过去或现在的困境，反而更能掌握目前可有何作为之处，引发或恢复当事人对未来的信心、盼望与正向情绪，甚至转化出当事人对于改变与解决困境的高度动力、决心与希望感（许维素，2009）。

通过愿景，当事人清楚的目标出现时，咨询师便可通过多元的方法协助当事人完成所欲的目标或愿景，所做的行动也才能真正满足当事人的需求。传统的因果论认为特定事情应由特定方式来产生，但实际上，特定事情可能由多种其他方式造成，例如相同的一个目标，也可以通过不同的多元方法完成（de Shazer et al., 2007）。

达成目标和追求愿景的多元方法的来源，即是当事人的例外、晤谈前的改变或优势资源等（如图5.1）。亦即，在探索愿景及各种可能性的同时，当事人与咨询师将在这个过程中共同建构出当事人所欲的正向、可行的目标，也容易从愿景中联想到已经发生过的、想要继续拥有的既存美好。当然，咨询师也可试着鼓励当事人尝试其在愿景里理想的自己会采用的方法（许维素，2014）。亦即，晤谈历程通过对当事人优势资源的发掘与运用，配合着当事人所欲的愿景中的激发，将在促使当事人发展解决之道的同时，不仅会增进其对改变的期待，也增加其对正向结果的"希望感"（Reiter, 2010）。

因此，当事人的"未来"是被协商创造出来的。由于从当事人问题的描述中，无法得知当事人想要咨询、协助的方向，咨询师需协助厘清并转换出当事人真正想要的偏好未来是什么。在SFBT中，很重要的过程是"帮助当事人从问题转换成未来愿景，再从中找到目前可为的目标"。梦想与目标是不同的，引导当事人在可能实现的梦想愿景处停留久一点之后，将容易产生解决导向思维，而能进一步地设定良好的目标。而这也正是探讨"可能性征兆"的意义所在（de Jong & Berg, 2012）。

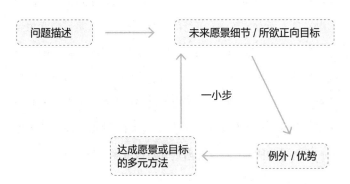

图 5.1　SFBT 的目标架构

三、设定良好构成的目标

形容解决之道的语言，迥异于问题描述。须知咨询师并不能从当事人的诉苦抱怨中精确获得他想要的目标。为了形塑目标，SFBT 咨询师在倾听与接纳当事人抱怨与诉说的同时，并不会特别激发当事人进行更多负面的探究，反而是对当事人的目标充满好奇，企图引导当事人将"抱怨"转成"想要的"目标，并以"想要什么"来替代"不要什么"的语言陈述。

如果当事人以负向语言描述自己的现状时，或表示想要停止特定行为时，咨询师仍然需要从当事人口中获得他如何描述目标的"正向语言"：目前的他不想要特定的负向事件继续发生，那么，取而代之的是他"想要"发生的是什么；如此，才能避免咨询师臆测当事人的目标，并较能把握当事人知觉中描述目标的定义与内容。举例而言，当事人希望自己不再没有耐心对孩子，询问其"不再没耐心"时会如何表现，则可能获得如"沉稳、和气"等正向描述。又例如，当事人不希望自己不快乐，咨询师不要立即预设当事人就是想要快乐，有时在与当事人确认后，当事人或许只是表示要平静、平安而已，进一步地，当再邀请当事人描述"沉稳、和气地对待孩子"的具体行为，或者"在平静、平和时"会做哪些不同于现在的行动（许维素，2013）。

SFBT 的目标发展的小诀窍，除了前述由负面到正面、由抽象到具体，还包括由多选一，由大到小，由内在到人际，由他人到自身（许维素，2009；Taylor，2010）。举例而言，当事人同时遭遇婚姻、亲子教育等多个问题，咨询师会先邀请当事人确认优先谈哪一个主题。若当事人表示情况改变后会世界大同，个人内在与身边的人也会有所转变，那么咨询师则继续追问：世界大同是指什么？当事人会注意到什么？而个人内在改变后，自己会有哪些不同于以前的外在行为表现？他人又会注意到哪些层面的改善？当别人有所改变时，在婚姻中或亲子教育中，当事人会被影响的又是什么？

这些原则不仅协助咨询师真正了解当事人的目标，避免咨询师误解当事人想要的改变或自行为当事人设定目标，更能协助当事人在头脑中描绘清楚的目标图像。这些图像除容易引发希望感之外，也会使后续行动能够具体有效。停止或不要做什么行动的思考，对不少当事人而言，除了更容易卡在负向思维中，也难以想到到底应该要做些什么。所以，如何设定"良好构成的目标"，SFBT 有几个提醒（许维素，2014；de Jong & Berg，2012）：

第一，目标是对当事人具建设性、重要性、吸引力的，以及符合当事人价值观，即被其认同的。每个人的行为都有自己的意图，每个人都会为自己的目标前进。当目标是当事人想要的，对当事人有意义的、有好处的、可带来希望感的，将会让当事人产生高度的改变动力。所以，咨询师需要注意咨询目标是否是当事人所认同的或想要的目标。越是当事人认同或想要的目标，当事人就越容易去执行。而且，咨询师也需注意，每一个目标下的行动的内容与顺序，若都是由当事人所决定的，效果将会更佳。

第二，目标是可具体观察评量、清楚明确、可反映改变讯号，以及描述着行为动态历程化细节的。当咨询师与当事人是以这些原则在讨论目标时，便让对未来种种可能性的探究，转化为对具体选择的探讨。而这一过程也成为当事人心里事先模拟演练的素材，让当事人更容易在真实情景中落实执行，在事后也存有具体的标准可自我评量有无达成目标。

也就是说，当咨询师能协助当事人将小目标予以动态视觉具体化、去除抽象化，将使当事人在头脑中进行演练、觉得行动不至于过难，从而增加执行的动机与成功率。对于执行力较弱的当事人，这更为重要。在讨论的同时，当事人往往更能接纳与面对现在的问题或担忧，并易觉得自己已经在解决或预防问题的轨道上，增加内心的合理掌控感。

第三，目标具有人际互动情境和行为动态历程的详细脉络。例如，咨询师会询问当目标达成时，当事人会对谁说或做些什么事情，或者别人会看到当事人哪些行为，进而有哪些连锁反应等。这是因为当事人隶属于社会系统的一部分，生活中的重要他人总是与当事人的生活相互影响，因此当事人的改变也一定发生于社会系统与社会互动当中，而这些社会支持系统的反应与改变，又会再次回头影响当事人行为的修正与维持。因此SFBT咨询师特别关注当事人身边拥有的社会支持，并运用这些社会资源来帮助当事人获得支持，或协助提醒、检核当事人的状况。

第四，目标必须是在当事人可控制范围内及可承担的情况下，有些难度但又可能达成的，是合于目前现实与符合成本效益的。最重要的是，目标是在晤谈后立即可行的，而非最终之目的或最核心的议题。若当事人可以开始行动，将拾回一种控制感。而且，由于实际可行的条件让当事人容易创造出小小的成功经验，如此也将能回头提升当事人的自信与动力。反之，若目标设定是远距的、难以达成的，往往使当事人更容易放弃。不过，咨询师仍然需要以间接的方式让当事人知道，达成目标是需要努力与练习的，以使当事人愿意负起改变与建构解决之道的责任，也会因而珍惜获得的进展（许维素，2009；de Jong & Berg，2012；Egan，2010）。

须知：针对当事人口语表达出来的所欲目标来进行咨询工作，对于当事人来说就是一种深度信任、尊重与赋能的行为。但是，如何让当事人从问题困扰中厘清其真正想要的目标并不容易，其实这会是一个精细的"同步与倾听"的历程，而目标的形塑也往往是一个"不断确认"的变化历程。

四、促发立即行动的一小步目标

根据原则可知，在以当事人未来愿景为大目标前提之下，咨询师会与当事人探讨考量到各个面向，使当事人在考量已有的成功经验或资源的同时，发展出新的小目标，并思考其可能的结果。之后，在从愿意立即执行的各项行动中，再明确选择一个实际具体可行的第一小步。即使与当事人讨论后，当事人可以选择开始进行的一小步也不止一个，此时，除了思考最为重要的一小步之外，SFBT仍会鼓励当事人从其所重视的目标中，找到他认为"最容易开始"的一步。因为最容易开始，也就最容易成功，而成功之后，也就更容易激励当事人继续改变的意愿与行动。这对于处于困境的当事人而言，更是如此。

如何设定良好目标的原则相当值得咨询师坚持。因为当事人及其周围的重要他人，往往希望当事人的改变速成或大步跃进，例如希望一位成绩排名在后的当事人在下次月考时进步十名，或要求一位与人冲突、容易情绪失控的当事人能在一周内立刻改变自己的情绪习惯等。然而，每一个成功行为的背后，都是由很多小步骤所构成的，要求当事人立即大幅进步，并非常能如其所愿。要知道一位成绩差、很少念书的当事人，期许其成绩能从 30 分变成 60 分，此阶段的他所需要的小改变包括：要有读书的空间与环境、要拥有念书的定力与习惯，以及要学习应考方法等。而一个人冲突沟通的情绪控制则至少包括情绪觉察、冲突有效解决策略，这对某些人来说或许已经是一种自动化的简单反应，但是对于从未被同理对待、甚至被暴力相向的当事人来说，平稳沟通、不与人冲突就成为尚未学习的高难度功课。因此，咨询师以贴近当事人的目标与现状为起点，并将许多行为改变的过程解析出更为细微的动作，乃是非常重要的过程。若咨询师与当事人设定的改进目标太大、太难时，当事人很容易再次体验到挫败，甚至会导致当事人想要放弃尝试。

　　换言之，SFBT 是从各种可能性找寻可参考的解决问题的资源，不管这可能性是存在于过去、最近或未来。然而，最重要的是，即使是对过去、最近或未来可能性进行多元检索后，仍然需要回到此时此刻，让当事人可以开始、愿意开始、容易开始的一小步，使当事人在有合理控制感的情况下，开始推动问题的改善，而不是一直卡在问题的僵局中（见图 5.2）。

　　当然，咨询师也需要有心理准备。若当事人的能量很低，对自己很没有信心，对未来不抱任何希望，是很不容易产生想要什么目标或愿景的。因为拥有梦想，是需要相当能量支撑的。因而，在面对一些暂时没有目标的当事人时，优先开发其

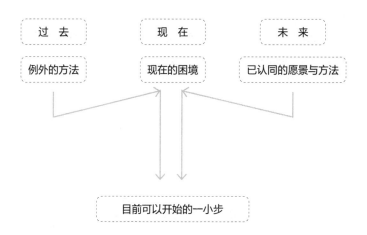

图 5.2　寻找解决之道的一种思维

因应之例外问句与应对问句，就比较能滋润当事人产生"敢于梦想"的能量，进而也才能帮助当事人酝酿自我期许的目标。当然，多做目前能够做到的一些小小应对策略，以使情况不要更糟，也可优先成为离开晤谈室后的第一小步（许维素，2014）。

如果当事人一直无法得知自己要什么目标，咨询师可以邀请当事人做的一小步是：回去观察生活中的点点滴滴，何时何处是当事人所喜欢、希望拥有或持续拥有之处，而非替当事人决定应得的（de Jong & Berg，2012）。

"在这一周内，你观察一下你的生活，哪一天做哪一件事，是让你觉得稍微有些意义的、比较开心的？"

"在这一周内，你观察一下你的生活中的哪些部分是你想要继续拥有的？"

在每次晤谈结束时，若能帮助当事人找到可以开始具体作为的一小步，让当事人能够尝试突破现状，并从行动中习得适合自身生活的生命智慧，是行动导向的 SFBT 相当坚持的晤谈疗效所在。

五、朝向目标的承诺

引导当事人形塑良好构成目标所带出的另一个意义是：咨

询师无法替代当事人练习或学习如何改变，或替当事人走他该走的人生，所以咨询师是一个开发当事人目标与资源的专家，但应协助当事人成为他生命的专家。亦即，SFBT 不像传统的咨询派别，不以咨询师的专业知识为主要素材，咨询师只是一位辅佐者。咨询师若能看到自身角色的意义与限制，往往更能看到自己可集中火力协助当事人之处 —— 当事人更能自我决定地自助之（许维素，2013 & 2014）。

　　为了使当事人真正能朝自己设定的目标前进，在持续对话的过程中，提升当事人朝向目标前进的"承诺"，也是很重要的。伯格提出引发当事人对目标有所承诺的一些其他原则（许维素，2014），包括：

　　1. 咨询师需具备使用"要……"（而非"不要……"）的语言习惯，并引导当事人也如此使用；

　　2. 尊重与运用当事人的语言，并让当事人知道你从他的话中听到了他的渴望与在乎之处；

　　3. 在每个段落处，以当事人的语言清楚地重述当事人的目标，并在特定目标上，与当事人重复确认；

　　4. 多询问当事人所有相关的行动细节，以提高行动意愿（如：要"如何"进行、要"做什么"等）；

　　5. 提醒当事人他已经做到的每个步骤，并将问题的变化与结果进展列为改变脉络的里程碑；

6.与当事人不断地重新约定与确认此时此刻的目标,这也是晤谈中常见的事。

当然,对于当事人的目标,咨询师不能比当事人更为热切、乐观或关心,而是要能同步地与当事人前进。SFBT相信,当事人才拥有权利设定形成目标与达成目标的速度和方式,但是,激发当事人对达成目标的承诺,是咨询师的角色责任之一。

六、总结

SFBT是一个"建构解决之道"的晤谈,而非致力于探究成因而形成策略的问题解决取向。由于SFBT咨询师关注解决之道的本质胜于问题的本质,也相信解决之道不见得与问题会有直接的关联,因而所介入处理的不是传统咨询派别定义的"过去的""深层次"问题,而是"深入探究"当事人"现在的"日常生活以及希望生活中想要的"变化"。而此也将促使当事人开始思考更多可能性的存在(de Shazer et al., 2007)。

在整个SFBT晤谈过程中,咨询师紧扣着当事人当时对问题的主观知觉与描述,通过未来与目标导向的问句提问,促使当事人更理解、聚焦、确认自身的愿景与目标,其方向如:单次晤谈目标、后续咨询之期待、希望改变的方向与全景、内心之真正需求与深度在乎,或至少需要改变的底线。SFBT的目标中往往还会包括系统与人际中的改变，以能帮助当事人在现实生活中找到更佳的解决之道，并扩大当事人的选择权与可能性。通过愿景与目标，咨询师还会积极地协助当事人用不同的角度来看待自己、行为、人际模式或身处情境，并从已发生或可能发生的生活经验中寻找解决之道的讯号，以能充分运用既存的优势与能力来发展出有效的解决之道。

因此，SFBT 咨询师是对当事人怀抱希望与信任的。SFBT 非常看重当事人自身设定的目标，尊重当事人认为解决问题的步骤与流程，并从引导、澄清当事人的目标与步骤的过程中，协助当事人认识自己、觉察生活脉络及发展自我决定与赋能感。同时，SFBT 咨询师还会促使当事人在"采取行动使情况更佳"以及"注入希望感"两者之间，不断创造出建设性的正向循环（Fiske，2008），而促使当事人能真正逐步落实、创建、稳定其期待的美好人生！

案例对话与反思活动

咨询师：今天来到这里，你希望咨询能帮上你什么忙？（成果问句：目标导向的开场）

当事人：我就是跟先生已经离婚了半年，他到现在还一直来吵我。我觉得很烦。

　　咨询师：你对于他一直来吵你，特别烦些什么？（运用当事人的用字，理解当事人主观看法）

　　当事人：我就是希望他放手啊。我们个性不合啊，他很爱批评人，跟他在一起很痛苦。我知道他爱我，但他来找我时，又把我这个人大肆批评一番，还说我很没能力，一个人活不下去，尤其这么久没有工作了，会很惨的，一定会回头找他的什么的。弄得我很烦。我在想，我真的像他讲的那样差吗？我真的没他过不下去吗？

　　咨询师：我听到你希望他能放手，因为你很不喜欢他的批评，也听到你很在乎他对你的一些批评。（反映当事人的在乎，企图推进目标的形成）

　　当事人：是啊，是啊。我就是不希望这样子。

　　咨询师：那么，你希望情况可以怎么改变呢？（引导当事人以正向所欲的语言表述目标）

　　当事人：嗯，怎么说 …… 这个 …… 不知道怎么说啊。

　　咨询师：或者，我这样问，你今日来希望我们可以先讨论如何让他放手，还是希望他不要再批评你了，还是想去讨论他批评的内容？（目标确认：从多中选一）

　　当事人：这样比较清楚。应该是 …… 他不要再理我，我就天下太平了。我知道他一定会纠缠我一阵子。他就是那种要世界按照他游戏规则运作的人。

咨询师：虽然这是让人烦的情况，但也听到你是了解他的性格，对这种情况有一个分析。（重新建构，赞美当事人的优势）

当事人：听你这么讲啊，我觉我立即应该要先谈的是，他来烦我时，我如何不被影响。

咨询师：不被影响的意思是？（发展正向所欲的目标）

当事人：他讲的不是没有道理啊！我这么久没工作了，我真的能活得下去吗？

咨询师：你好像有点担心他说的话，也看到你开始思考这些现实的问题。（共情、重新建构、确认当事人的在乎）

当事人：是的，是的，我都已经离开他了，我不要过得更惨。跟他结婚已经很惨了，难道我的人生没他会更惨？

咨询师：所以，不要过得更惨是指？

当事人：我也不知道。就是我别那么烦或担心……

咨询师：那么，我可以问你一个奇怪的问题吗？如果今晚，假如今天晚上睡觉的时候，奇迹发生了，你今天带来跟我晤谈的问题解决了。但是，因为奇迹发生在你睡觉的时候，所以你不知道你的问题已经解决了。那么当你明天早上醒来的时候，你会发现有些什么不同，让你可以觉察到奇迹真的发生了？（奇迹问句，尝试建构当事人的愿景）

当事人：嗯……嗯，我醒来时，不会想到他的批评、诅咒，我会比较稳。

咨询师：当奇迹发生了，你会比较稳了，你怎么知道自己比较稳了呢？（引导目标由正向抽象概念转为具体表现）

当事人：就是，我相信自己啦，我才不要让他的诅咒成功呢。我不要这样子，我不要这样子。我一定、一定要让他刮目相看啦！

咨询师：所以，当你比较稳、相信自己而且可以让他刮目相看时，他又会看到你是什么样子？（用关系问句，让当事人的目标更为人际情境化）

当事人：养得起孩子，甚至未来还可以拥有另一份幸福。对啦，我就是想变成幸福的样子，不是苦哈哈的。

咨询师：哇！变成有幸福的样子。（重复当事人的大目标）

当事人：对！

咨询师：当你变成幸福的样子时，谁会最先看出来呢？

当事人：一直在鼓励我的那些好朋友、好姊妹。

咨询师：那么，他们会看到你跟现在有什么不同？（运用关系问句，继续让愿景正向明朗化）

当事人：不再这么担忧、气愤。

咨询师：看到的是幸福，不是担忧、气愤，那么他们会看到你的反应是什么，或者会开始做些什么事？（让愿景正向行动化）

当事人:会笑啊,会多跟他们出去啊,不再聊我那个前夫的事情了。

咨询师:还有呢?

当事人:开始讲讲我新认识的朋友啊,新开始的生活啊。

咨询师:还有呢?

当事人:差不多这样吧。

咨询师:离婚后这些日子,什么时候你会笑、与朋友出去、不再聊前夫的事情,甚至开始聊的是新认识的朋友和生活,有一种幸福的样子?(尝试寻找既存的例外资源)

当事人:我不知道啊。很少吧。想不起来。

咨询师:如果以1分到10分,10分是你很稳、相信自己、养得起孩子、会笑、会跟好朋友多出去、不再聊前夫、看起来拥有新的生活与幸福的样子,1分正好相反,你觉得目前的自己在几分的位置?(复述当事人在意的愿景细节用字,提高当事人对完成目标的承诺)

当事人:嗯……嗯。5分吧。

咨询师:已经有5分了,你看到了,所以会打5分?(肯定已经做到之处,企图使个人优势意识化)

当事人:我有好朋友啊,他们常找我出去,安慰我啊,我也已经开始在找工作了!

咨询师:还有呢?

当事人：没了，我还是会气馁。

咨询师：那我可以问一下，你的那些闺蜜怎么能够一直找你出去、安慰你？你在他们心目中具有什么样的重要性？（促使当事人更加觉察既存的资源）

当事人：他们人很好，他们很关心我，我不能辜负他们。所以，我听他们的话，开始找工作了。

咨询师：你是怎么决定听他们的话，能够开始找工作的？（引发当事人的自我赞美）

当事人：总得养活自己、养活孩子啊。

咨询师：如果有机会问你的那些好朋友，他们对于你这段时间的遭遇，最佩服你的是什么呢？（尝试从重要他人观点，找寻达成目标的优势）

当事人：可能就是……嗯，我也不知道啊。

咨询师：你猜猜看啊。

当事人：就是很有毅力，虽然会哭，但是，没有回头。还愿意带着孩子，没有放弃。讲到这里我很想哭。

咨询师：想到什么？

当事人：其实我已经很不容易了。我只要像我的那些姊妹们相信我自己可以拥有一个美好的未来，我就不怕他来找我、纠缠我。

咨询师：相信你自己可以拥有一个美好的未来，就会产生

面对他的勇气。(再次肯定当事人形成的新目标)

当事人:是的,这很重要。

咨询师:那么以1分到10分,10分是很相信自己可以拥有一个美好的未来,1分是很不相信自己,现在是几分呢?

当事人:3分而已。

咨询师:那么,怎么能有3分的呢?

当事人:就是刚刚讲的那些坚持没放弃啊。

咨询师:所以,当发生什么,对自己的相信可以再进1分?(发展更具体的小目标)

当事人:嗯,真的找到工作。但是很不容易,我已经没工作很久了。

咨询师:是的,的确是不容易,但是找到工作对你相信自己很重要,也能让你面对前夫的挽回与评论。(再次复述当事人目标的重要性,以提高承诺)

当事人:是啊,是啊,我一定要找到工作。

咨询师:而且你不仅很有毅力,也很有现实感(赞美当事人),知道马上找到工作并不容易。你觉得需要开始做些什么,让你比较容易找到工作呢?(尝试形成第一小步)

当事人:你这样提醒我,我想,我应该要更勇敢一点,我一直没有让亲戚知道我的情况,怕被笑话。我想,其实我有一些亲戚是可以给我一些工作机会的,我一直爱面子,不敢去提。

我想,我应该要更勇敢一点。

(继续讨论如何勇敢地跨出第一步去请亲戚帮忙)

咨询师自我反思

1. 在上述的案例对话中,持续于理想愿景的建构,对于当事人有什么帮助?

2. 对于奇迹问句引发愿景的效果,我个人的看法是什么?我认同的程度有多大?

3. 在上述的案例对话中,关于设定良好构成目标的原则,我能掌握多少?

4. 我是否曾经体会过,从所欲愿景联结到过去成功例外的经验,进而形成第一步的行动?如果有此经验,会有何帮助?

5. 我如何积极训练自己,从关注当事人的在乎,进而发展愿景,再协助当事人形成良好构成的目标及形成第一小步?

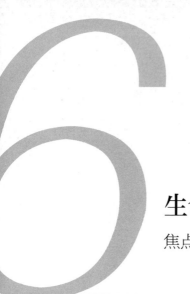

生命的亮光
焦点解决短期治疗的例外架构

例外,即优势、资源、力量、成功的统称。持"优势观点"并看重如何引发当事人"自我赋能"的 SFBT 强调:例外的思维是找寻优势、方法与资源的放大镜;例外的内容是形塑自我赋能与解决之道的重要素材。

SFBT 是 Solution-Focused Brief Therapy 的简称,前两个字正是强调 SFBT 晤谈是"以解决之道为焦点"。而 SFBT 的解决之道,常以当事人已经拥有的优势、方法与资源为基础,再向上建构之(许维素,2013)!

然而,这样的观点矛盾吗? 如果当事人真的已经拥有优势、方法与资源了,为何当事人还需要来咨询? —— 那是因为当事人往往不知道自己已经拥有了这一切,需要咨询师引导其发掘并珍视之(Walter & Peller, 1992)。

SFBT 相信,每位当事人都是独一无二的,是其生活环境中的专家,拥有与生俱来的力量与现今生命脉络的资源来帮助自己,因此咨询时值得特别重视当事人优势力量的开发与运用。SFBT 也认为: 促发当事人改变最重要的关键,是来自当事人的能力及潜力;当事人所认同自身的优势力量,若能持续一致地受到重视,那么当事人原本对问题所持十分严重或不可改变的知觉将会化解松动,改变的动力也将会随之增加(David & Osborn, 2000; Lipchik, 2002)。

例外,即优势、资源、力量、成功的统称,其存在于问题发生以外的时段,即问题没有发生、问题较不严重、问题发生次数少的时刻,或者平顺、成功、美好的时期。持"优势观点"并看重

如何引发当事人"自我赋能"的 SFBT（许维素，2009；de Jong
& Berg，2007）强调：例外的思维是找寻优势、方法与资源的
放大镜；例外的内容是形塑自我赋能与解决之道的重要素材
（Corcoran，1998）!

一、例外的力量无所不在

即使当事人现在的生活中有着诸多挑战，但咨询师仍可尝
试问问这些问题：

* 今天发生什么事情让你不禁微笑起来?

* 今天看到了什么样的景象，让你觉得生命是有意义与有价
  值的?

* 最近发生了什么事，让你再次恢复对人的关怀?

* 你最近有什么学习让你觉得很享受? 因为这个学习，你有
  了什么改变?

* 最近在家庭中，有发生什么让你感到骄傲的新事件，即使
  它很微小? 而你又是怎么做到这件事的?

* 最近，在哪些方面，你会觉得你的工作是更有成就的? 你是
  运用了你个人身上的什么优势力量来达成这样的成果?

* 在最近的生活中，有什么讯号会让你觉得情况是朝着你想

要的方向在发展的？什么样的人、事、物催化了这份推进？
你如何更能掌握这些资源？

或许不是每个问题都有答案，但是，当能得出任何一个问
题的答案时，对回答问题的当事人可能会产生的意义与影响是
什么？

这些问题所探讨的主题是什么？是的，那就是常被我们忽
略但又真实存在的"例外经验"！

SFBT相信，没有一件事会永远都是负面的，例外总会存在
的。经常暴怒的家长，也有平静处理事情的时候；即使是药物滥
用的当事人，也会有数日或数小时没有用药的日子；有幻听的
当事人有时也可不受到幻听内容的影响，而能与他人直接沟通。

积极帮助当事人探讨过去生活及个人身上隐而未觉的例
外，是SFBT优先强调的重点方向之一。例外的探讨充分展现
了咨询师的支持、热忱与欣赏，也相当有助于咨商关系的建立
与维持，特别是对非自愿前来以及自信低落的当事人而言。

尤其，常见咨询师在与当事人讨论如何处理困境的策略
时，当事人会表示许多方法早就试过或无效，因而进行咨询时，
若咨询师先辨识、确认何者是当事人已经会的方法与策略，将
是个聪明的选择。例如，当一次业绩做得不好的当事人来找咨
询师哭诉时，咨询师除了支持他、与他讨论改进的方式外，还

可以提醒当事人前几次的业绩是如何提升的，而帮助他找回信心与立即有效的工作策略。由于这些既存的方式是当事人曾经做过的，因此，当事人要"回忆""恢复"使用它们的速度，将会比"学习"新的方法要快很多。由于这些例外都是既存的、都是当事人已经会的方式，因而再次复制或扩大应用它们的容易度，会比当事人再开始学习新的策略也要来得简易许多（Corcoran，1998）。所以，当咨询师面对当事人问题时，与其急着教当事人新的策略与方法，不如先探讨、扩大、巩固当事人已经会的方法。当咨询师优先去引导当事人回忆曾有的小小成功经验，从中提取造就成功的方法与策略，并应用于目前的困境上，将会使咨询师辅导当事人的时间、精力与成效事半功倍，并能快速增强当事人的自我效能感。

所以，例外可谓是"产生'差异'的讯息"，可视为已经开始行动之处，可能会成为潜在的、可建构的解决之道（de Jong & Berg，2012）。重视例外的SFBT，对例外的信念为（许维素，2014）：

* 问题不会总是一直在发生，总会有例外发生。
* 咨询是协助当事人再认出自身的优势，并能用于解决之道及未来生活中。
* 问题应出现时刻而没有出现的例外，可以被当事人与咨询师运用来共同建构解决之道。

* 当事人被鼓励去增加现今有效行为出现的比例;有效就多做一点,无效就做些不同的事情。

* 聚焦于例外内容之后,快速改变,是有可能发生的。

* 例外的探寻,使当事人获得有效解决之道的线索,而能面对生活中的挑战,重获控制感。

这样的辅导哲学观若以图 6.1 表示, 即为: 当事人的状态可能起起伏伏, 问题有时发生, 有时没有发生, 以重视问题探讨的咨询派别则探讨低点(长方形)的部分, 希望去除问题, 而 SFBT 的晤谈重点在于寻找与探讨当事人在意目标下高峰例外点(圆形), 进而探讨如何能增加高峰之处, 而使得正向的部分增加延长扩大, 自然便会取代发生低点(问题)的比例与程度(许维素,2014)!

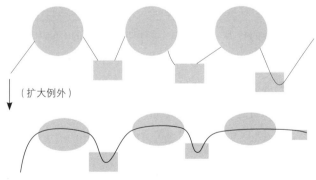

图 6.1 以例外为焦点 VS 以问题为焦点

非常重要的是,咨询师需要信任当事人例外经验的存在,那么,咨询工作就有可能如"淘金"一般,将引导当事人从诸多困难中看到生命中的可贵方法、资源、力量、优势的微量光芒。别轻忽,这些微量光芒,将成为足以燎原的点点星火!

二、例外优势为解决之道的基石

任何的例外都会是有用处的,不管这些例外是偶发的、片刻的,还是短小的。由于例外是已经发生过的事实,值得认真、慎重看待!

探讨小而未被确认的例外是很重要的工作。SFBT咨询师帮助当事人更为意识化地多加应用这些制造例外的知识,实地以小步骤的行动增加例外发生的次数,甚或多做这些有效的模式取代无效的行为,如此一来,将可能在最短的时间内减少问题的负面影响,带来改变与希望。亦即,例外引导与详细讨论,有时就有可能引发当事人改变的动机,或找到足以提供改变的小小线索。而这些方法、动机或小小线索,将成为建构解决之道的重要基础,甚或成为当事人可以立即采用的解决策略(许维素,2014)。

举例而言,一名忧郁倾向的青少年一星期中有三天上学迟到,探究这三天造成迟到的原因是常见的咨询方向。然而,倘若运用例外的观点,咨询师则可逆向思考,特别关注:何以有两天他能够准时上学?他如何选择哪几天不迟到的?哪些既存的人、事、物帮助了他能准时上学?至少,在这两天中,当事人所展现的自我控制力是已经存在的,他是如何具备的?如何愿意发挥的?…… 这样的思考与引导方向,咨询师与当事人便会发现一些小小例外线索。倘若咨询师注意到当事人在第一堂课是英文课的那一天会准时来上学,那么,英文课可能对此当事人具有强吸引力,或英文老师可能对他具有较大的影响力 ——而此,即是咨询师可鼓励当事人思考英文课对他的重要性,或者请英文老师多帮助鼓励学生也可成为一个策略。

再例如,对于一时不知如何处理妯娌冲突的当事人,若能先了解当事人与哪些妯娌或亲人是相处得宜,并追问当事人是怎么做到的,将会协助当事人因为发现自己的人缘不是那么差而较冷静后,再进一步反思:自己平日是如何在判断和选择与人互动的行为表现,拥有哪些控制自己、增进人际关系的方法?进而,咨询师可引导当事人确认,希望和妯娌建立所谓哪种形态的关系,哪些现成的自我控制以及已有的人际策略是可先协助达成所设定的这个关系形态。

明显可知,在 SFBT 中,当事人的优点与资源不只是拿来安慰当事人、鼓励当事人而已,咨询师需通过解决式谈话,将其建构成为解决问题、达成目标的方法与策略;也因而能协助当事人达成正向目标的例外，会是最为重要的、最需要优先开发的，以能通过焦点解决谈话成为解决之道。SFBT咨询除了通过愿景找到当事人的正向目标，而赋能地成为晤谈的大方向之外，可贵的是，在探询例外优点与资源的过程中，当事人的自尊往往会提高，进而提升愿意改变的动力，间接协助他改变自己、达成所欲目标的行动。如图6.2所显示的路径图，呼应着SFBT的晤谈阶段与流程，是SFBT当事人改变的可能过程，也可成为咨询师辅导当事人的着力方向。

三、多元例外的细腻探讨

探讨例外的向度是多面向、多层次的。

例如，了解问题何时"没有"发生、"较少"发生的例外问句，可以如此应用在与同事常有争执的议题上。

"你和同事哪一天没有争吵？那时在聊些什么？是用什么方式沟通？"

若当事人说每天都会争执，则可再问其他层次的例外：

"何时争执的情况比较不严重？"

"何时争执的时间比较短？"

或者改问：

"当你用什么方式来跟同事沟通时，他会比较能接受？"

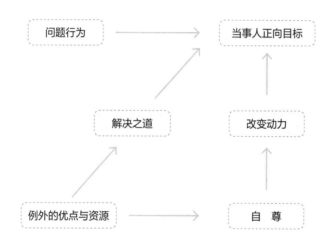

图 6.2　SFBT 协助当事人改变的可能路径

"当你同事用什么方式跟你沟通时,你也比较能听得进去?"

当变换不同向度、词汇时,将催化当事人联想到不同的、被遗忘的例外经验。

多元、多层次的例外仍会存在于遭遇困境的日子中,对于处于低落情绪或高度危机中的当事人,咨询师可尝试询问的例外问句包括(Fiske, 2003 & 2008):

"我知道这些日子你心里是容易波动的,但是在这几天中,有没有何时觉得有一些平静的时刻(或与家人比较接近的、对自己的工作稍有满足的)? 发生了什么事? 当时你在做些什么?"

"在这几天里,对未来感到如此无望与痛苦的情况下,是否曾闪过对未来一丝丝的期许与希望?"

"以前当你陷入低潮时,是什么力量让你活下来?"

"最近有没有一些时候,虽然情绪比较低落,却没有产生自杀是一个选择的念头?"

"你何时想割腕,却选择没有去做?""你是如何做到的?"

"最近,何时比较能控制想割腕的念头?""什么人、事、物能帮得了你?"

"当自杀的念头来临时,你注意到它会停留多久?""你又是如何使这些念头消失离去的?"

"你拥有什么样的力量与优势,可以帮助你在难过的时候,再次冷静下来?"

"还有呢?"

例外散落于晤谈历程中,需要训练有素的咨询师加以引导、确认与珍视。不管是问题没有发生或较不严重的时候、问题曾经被解决过的阶段、晤谈前的一些改变与努力,也不管其为现在或过去发生,咨询师如何贴近当事人谈话的脉络,从过去的每一年到最近的每一刻,360度地回转观测,才能弹性地探测出小小的例外所在!

有时,咨询师还可以反向地思考:当事人是怎么做到没有让目前所谓不当的行为(如上网)成为生活的全部?或者,曾经有过这样的机会,当事人可以选择去做更糟的事情(如伤害别人、偷窃),但当事人却选择没去做的?当事人何以能有此决定?这反映了当事人身上具备什么样的优势力量?这样的思维角度,将能引导当事人看到自己的内外在资源与自我控制力,而更能为自我负责。

一如晤谈前的改变,两次晤谈间的进展,也是例外资源所在。所以,当事人能够有一些进展时,SFBT咨询师会大大强化当事人的改变,同时,还特别值得追究的重点有:当事人到底如何决定与判断要去执行这些改变的行动,执行时的人、事、时、地、物的历程什么样,以及这些小改变对于自己与别人的相互影响是什么。深入细致地检视这些进展的改变历程，一如探讨过去例外，为的是要让当事人能够并愿意再次复制与扩大相关行为。

在例外经验范畴中，探讨当事人如何"应对"困境，是非常重要的向度。对于负向情绪高昂、有慢性疾病或处于危机情境的当事人来说，咨询师特别会以大量应对问句引导当事人思考：自己是如何面对困境的？为什么没有更糟？如何在困境中还可有所作为？例如：

"对于这样的难题，你为什么能一直坚持面对？"

"在这样痛苦的情况下，你怎么还能坚持不要孩子卷入？"

而重新建构、一般化正向诠释出所处困境的正面意义，以及当事人言行背后所反映的努力、改变、在乎、期待，并予以深度肯定，也是一个寻找例外优势的方法。

"看起来你对业界裁员的担心、焦虑帮了你的忙。它激发了你积极检视你的工作历程，并能愿意开放地回顾与反省。"

"分手这个阶段的痛苦，虽然让你感到很辛苦，但也帮助你一点一点地在接受这样的事实。"

评量问句也是寻找例外的重要工具。例如在1分到10分的量尺上，10分位置表示奇迹已经发生的状态，1分表示相对的位置，再请当事人去评量现状，而1分与现状间分数的差异，将引发对例外经验的觉察。当然，也可从重要他人的观点，尝试觉察与确认当事人例外的存在、成功要素及影响。例如：

"1分到10分，10分表示你觉得自己在当父母的角色上做得很好，1分正好相反，你会为自己打几分？为何有这些分数？这些分数代表着你已经拥有哪些能力？"

"你的孩子又会打几分呢？他为何会打这个分数呢？他看到你做了什么？"

"你猜孩子会特别说，在你做的这么多事情里，哪些事是对他特别有帮助的地方？哪些是你之前知道但却没有特别看重的？"

"你猜你的先生，对于你处理孩子问题的这个过程，会最感谢你什么？"

在咨询师的专心倾听之下，这些切入点有时还能找到这些当事人在乎的人、事、物（如：亲子的关系、夫妻的互动、家长的叮咛、希望有毕业证书、害怕被司法单位监禁、不要失去工作等）。亦即，咨询师通过例外，有时会联结找寻到当事人真正在意的目标，而可再定位晤谈的方向。

简言之，SFBT咨询师不仅仅关注当事人的小小成功之处，会更特别注意当事人已经尝试了什么方法、已经做到之处，及其所反映的优势能力。为了完成这个重责大任，咨询师将以多元层次或各种向度，来协助当事人发现与认可自己已经拥有的正向优势力量，并能了解这些优势力量是如何被记得提取、如何得以运作以及如何能够展现的（David & Osborn, 2000; Lipchik, 2002）。

四、例外的扩大与意识

由于SFBT对例外所坚持的信念是在当事人来晤谈的时候，他们已经带着解答的素材或位于解决的起点，只是他们不知道自己已经知道了，所以，咨询师的重责大任就是协助当事人在意识上更加觉察，并且扩展觉察和应用觉察与扩展应用觉察（Corey, 2013）。

举例来说，面对研究生考试而紧张的当事人，咨询师可引导当事人详细回想：当时是如何度过高考时期的压力，比如每一日是如何度过的？当心情不好时会做些什么事情？在旁的父母手足会看到自己做了什么有用的事情？这些行动为何能对自身有帮助？其中所代表的要素是什么？经过例外的停留与讨论，当事人便可能回想起自己拥有一些成功经验、承受压力的特质或有效的方法而带来信心与力量感。接着，咨询师则可引导当事人思考：如何复制自己哪些特质让自己再创佳绩？哪些有效的策略仍可穿越时空，对于目前的困难有所帮助？过去的经验提醒着他可以开始尝试的方向是什么？

亦即，当探询例外时，不仅只是让当事人觉察到例外曾经存在而已，咨询师还需好好带领当事人，充分回想发生例外美好景象的细节。因为例外细节的回忆容易带来愉悦的感受，例外细节的确认容易激发后续行动的形塑。所以，一旦发现了例外经验，咨询师要记得加以停留探讨。除了有效方法之外，也需要多多探讨当事人的感受、想法、行动，并催化其间的相互联结（Korman，2011）。这是因为例外可分为两种，一种是当事人有意识地去创造"意识化例外"，一种是当事人未注意如何发生的"偶发性例外"。以咨询的目的来说，前者的效益是更高的（Berg & Reuss，1998；Pichot & Dolan，2004）。

为了使当事人对例外产生的过程更为意识化，以便能多加应用，对于当事人的任何小小例外，咨询师会优先使用赞美及"振奋性引导"来对当事人的例外做反应，例如：

"功课压力这么大，你仍然没有放弃，真不容易，那么你是怎么做到的？"

对于例外的停留并深入探讨的向度，也可包括（许维素，2014）：

* 为什么会有这一例外发生？什么人、事、物是重要的？

* 当事人又是如何帮助自己做到的？

* 对当事人来说，这些例外的意义与价值是什么？

* 当事人知道自己的例外所在以及达成这些例外的方法时，会有何不同？可能会发挥什么作用？

墨菲（Murphy）与邓肯（Duncan）（1997）整理文献，认为可以"5E"来统整对例外的扩大探讨。

引出（eliciting）　运用倾听、观察、发问来发现例外："你何时觉得你自己比较能应付这样的状况？""何时你的生气时间是比较短的，即使只有短一点点？"

探究（elaborating）　详细了解例外的细节。"你在何时何地去做这样的一件事啊？你怎么知道这样尝试可能会是对的选择？""你当时说了什么话？有谁在旁边？他们的反应是什么？"

扩展（expanding）　尝试将例外效益扩大或类化到其他情境。"当你用比较客观的字眼来描述家里的状况，你先生的反应是什么？跟以前有什么不同？""你觉得多与孩子一起活动，还可以发挥什么作用？除了一起看电视之外，还可以一起做些什么？"

评估（evaluating）　针对可能产生的差异，询问量化或质性问句。"如果多去散步的话，你觉得会更好或更糟吗？""如果你每周多跟你的姐妹碰面聊天一两次，你想对你的情绪稳定，会从目前的 3 分，可以进步到几分？"

赋能（empowering）　引导当事人意识自己如何自助地创造了例外。"在这么混乱的情况下，你当时是如何坚持决定要立刻送他到急诊室的？""你那时怎么能靠自己完成这么难的一个任务?""之后,你打算如何提醒自己再次做到?"

倘若当事人真的无法意识到有效的偶发性例外为什么会发生,则在晤谈结束的反馈阶段,鼓励当事人在生活中多多专注地观察这些例外发生的时刻,将其焦点转移至正向行为的关注,并从中得知如何再次制造例外的方法,以带来连锁效应的改变(Berg & Reuss,1998;Pichot & Dolan,2004)。

例外常会与愿景、目标有所联结,常是解决之道的前驱之身或重要改变的关键。莫忘记,当发现了当事人的小小例外时,咨询师须接以询问如何再发生或维持的细节,或以5E方式接续探问,以促进当事人更有意识地再次制造例外。然而,除了探讨例外的成功之法,咨询师还需要特别联结其与达成目标之间的可能关联。例如询问:此刻,当事人是否想要这些例外再多发生?是否愿意多做?若多发生这些例外是否会对来谈问题或正向目标有帮助?这样的确认,是基于SFBT对当事人个人及其目标的尊重。

并非每一个例外都会得到当事人的珍惜,此时,咨询师要相信:只要有正确的解答在其中,当事人就有能力从例外看到可能的解决之道。但是SFBT咨询师千万不要走在当事人之前,或者尝试去说服当事人目前还未相信与接受的例外,以免变成另一种对当事人的压力。此外,倘若当事人坚持指称是别人造成该例外时,则该例外就不适用于目标的建构,或可进而转用

奇迹问句来发展当事人本身可以做到的目标(Berg & Reuss，
1998；Pichot & Dolan，2004)。

亦即，当咨询师发现当事人的例外存在时，千万别立刻建
议当事人以该例外直接作为问题解决的策略，也不要比当事人
更为乐观而是要同步且好奇地先探问：例外发生的细节、当事
人对于该例外所知觉的意义与重要性，以及现在是否愿意尝试
将该例外作为解决之道的要素。倘若当事人不接受以这些被
发现的例外方法作为目前优先尝试的方向，表示当事人不认为
这个例外中有发展正确解答的可能，或者认为这个例外已不再
有效，咨询师就得不坚持地、尊重其选择地再重新开发之(许维
素，2009；de Jong & Berg，2007)。

因此，为了能发现当事人的优势力量，需要有当事人与咨
询师一起合作探索例外的过程。但是，对于当事人期待如何应
用这些优势力量，以及认为需要什么才能改善生活的论点，咨
询师并不具有最后的决定权。因为，每一个例外的价值与意义
不是等同的，只有当事人能予以判断评定之。

五、例外是希望的种子

人们总会制造一些例外，这些例外创造的细微差异，将使
人们看到希望所在。珍惜并善用这些例外，产生小改变，将远

离问题困境。

　　例外的探讨，往往会带出正向运作的晤谈气氛，让当事人更信任咨询师是一个帮助他而非指责他的角色，彼此的合作关系更为容易建立与维持。例外经验的探讨还会帮助当事人更为坚定地欣赏自己已有符合目标需求的丰富力量与资源，也常使得当事人知道自己已经做了什么，如何多用哪些有效方法，来一步步地达成目标，至少还可确认哪些是不变得更糟的自我协助方法。在当事人更能意识化地解释偶发或随机式例外为何会发生时，或觉得意识化的例外发生是在自己的掌控下时，其改变的意愿、决心与信心将更为增加，而在未来，再创例外或进展的可能性将会大大提高。有时，由于例外经验的开发，当事人常产生观点的转变，而此又将带出当事人修正下一步目标及真相想要努力的方向（许维素，2009）。

　　换言之，当咨询师提醒当事人被自己遗忘的资源时，当事人将会对自己产生正向信念，对改善的可能性产生信心，也会信任自己一直在往解决问题的方向前进，而降低担忧问题的严重性或自责的负向情绪；甚至会对自己、他人、现状、现实、界线、限制等更为接受、理解及愿意进行反思。例外探讨越多，当事人与咨询师越能了解哪些成功经验可以与目标达成有所联结，如此将会提升当事人建构解决之道的动力，也会促使当事人对自己自发的问题解决能力产生信心，并强化其对问题处理的主控感、自我负责及力量感，甚至还能开始转化负面经验，努力降低困境的负向影响，愿意从困境中有所学习成长，开始探究自我照顾的方法与背后的正向力量，以及更能有决心与动力在困境中发展出后续实际可行的明确目标与应对行动，以便能掌握自己的过去、现在与未来（许维素，2009）。

　　因此，探讨例外并不是对当事人的生活创造一些虚拟的美丽故事，而是营建一个可以"成为可能"的事实，而此事实对当事人而言，是一个已然在某处等着他的故事，是可以被看见及从中学习的。探讨例外，将创写一个新的、可能存在的故事，让当事人从自身成功经验中学习，觉察与修正之前对生活所设想的悲观论调，并且能有意识地懂得运用这些能力和资源，来帮助他们自己解决问题、达成所欲的未来。扩大应用例外，可谓是咨询师和当事人共同创造一个持续前进的故事，而这个故事甚至可声称当事人已然开始实现他的奇迹愿景了（Nelson & Thomas，2007）。因此，即使这些例外的探讨与扩大，没有立即成为当事人愿意尝试的行动，但探究的过程本身以及所获得的内容，往往可能会成为当事人生命中未来"希望"的种子（Berg，2003）！

案例对话与反思活动

"我不知道我要怎么让我的孩子可以更有动机、更有成就一点?"一位从事园艺设计、相当有名气的父亲气愤地说。

"更有动机、更有成就一点是指什么?"咨询师试着让他澄清。

"更有动机地学习啊,我都已经把他培养到上大学了,但他好像对未来还是一片茫然,成绩还可以,但不是顶尖。这样毕业时,不好找到好的工作啊!"父亲展露了忧虑的表情。

"看来你很关心孩子,希望他提高现在的学习动机,也希望他能有一个好的未来。"咨询师共情并轻轻地赞美着。

父亲点点头。

"我可以岔开问一下吗?你的孩子是怎么能考上现在这所大学的?"咨询师尝试寻找孩子的例外经验。

"他其实很聪明,他也不是没认真读,我就是希望他更认真一点。"父亲有些欣慰,有些感叹。

"哇,你知道孩子是聪明的,也知道他是比较努力的。"咨询师企图赞美孩子与父亲。

"这就是让我生气的地方啊。他那么聪明,却没有充分发挥!"父亲皱起眉来。

"你希望孩子能充分发挥自己的聪明才智,并且更加努力?"咨询师复述着当事人的关注点。

"是啊!这很重要。我觉得一个人要有属于自己的技能以及努力的动力,这样他才能靠自己过日子啊。"父亲有感而发地说道。

"你怎么会有这样的看法呢?"咨询师好奇并欣赏地探问父亲认为的重要之处。

"我就是这样成功的例子啊。当年,我很努力,培养自己的一技之长,所以才能有今日的成就。"看得出来,父亲为自己感到骄傲。

"哇,这真不容易!在你年轻的时候,你是怎么愿意潜心学习一技之长,而且还能够持续努力的?"咨询师继续以例外优势的技巧赞美与探问。

"那时家里穷啊,好不容易上大学了,一定要珍惜!"父亲回忆着。

"珍惜是如何成为你持续努力的动力的?"继续探问父亲成功的秘诀。

"认定自己不努力就无法翻身啊,就有很强的动力!"父亲如何做到的心路历程更为清晰了。

"你这么难得的体会与经验,你的孩子知道吗?"咨询师再次回到当事人的关注点。

"我讲了啊。他默默地听，我也不知道他在想什么。我们这一代跟他们是不一样的。"父亲困惑地说。

"不一样是指什么?"咨询师追问孩子的想法。

"他没多说，我没多问。"父亲回答着。

"那么如果可能有机会，你猜孩子会说什么，你们那个年代与他们这个年代的不同。或者，你是否注意到，你与孩子成长的年代有什么不一样?"通过孩子的角度,试着扩大父亲的知觉。

深思很久，父亲开口说:"唉，当然不一样。我的孩子不是成长在穷苦的年代，日子过得很安稳啊。我们能提供的就尽量提供啊，不像我们这么有动力想要翻身。"

"这样说来，你的孩子成长的环境跟你很不一样。而你的成功，让他有机会成长在一个更为安稳的环境。"咨询师进行反应并轻轻地肯定。

父亲同意,并继续思索着:"这样讲也是有道理啦。"

"如果换个角度来问，你有没有发现孩子因为你的成功而能生活在安稳的环境中，拥有了你所没有的优势?" 以例外的角度试着探寻可能性的存在。

"当然有，孩子比我有信心，比我更知道自己的兴趣何在，对未来是不焦虑的。整个人,有他的大器。"

"你也很能看到孩子的优点啊! 这样的发现，对你、对他有什么意义或帮助?"赞美父亲,深化意义。

父亲继续思索着："这是很有意思的角度。嗯……就是，我们很不一样，他拥有的是我没有的，反过来，我拥有的是他没有的。"

咨询师在其同意下，继续追问："我岔开问一下好吗？我很好奇，你在做园艺设计的工作时，你是怎么把一个区域的园艺设计做得很好呢？"探问当事人的能力。

"就是得先评估那个区域的土质、气候、水分来源等，就已有的资源最大化地发挥，接受区域的地形限制或大小的限制，然后……"父亲继续分享着他的专业经验。

咨询师尊敬地赞美，提出一个联结："你在园艺设计方面真的有专业知识与经验啊！你觉得这些专业知识与经验，跟教养孩子可能会有些什么关系，或者说，可以提醒你什么？"

父亲突然抬头："接纳孩子的限制，帮助他优势的发挥！"

咨询师大大赞美着："你是怎么想到这样的联结的呢？"

父亲哭笑不得却又大大领悟地说："这真的是一个教育园艺的大工程。"

"是的，接纳孩子的限制，帮助他优势发挥，真的是一个教育园艺的大工程。但你是一个拥有很多专业知识与经验的父亲。"咨询师再次肯定父亲的觉察与优势。

父亲深深地叹了一口气说："我得重新认识孩子，或者说，应该先接纳孩子目前的状况。"

　　咨询师再次欣赏地鼓励着父亲自发地、持续地目标发现，并推进："重新认识孩子，先接纳孩子。嗯，如果你看到自己有什么改变，就知道自己做到了？"

　　父亲闭眼沉思："不再焦急，不再乱骂人。"

　　"那么，你的孩子会看到你是什么样子的？跟过去有什么不同？"

　　"我想我们会有更多的讨论，我也会鼓励他去做他想尝试的。我以前没有追求自己愿望的空间，但是，现在我可以给他空间的。"父亲有所感悟地说着。

　　"还有呢？"

　　"其实，我是希望的，我太太提醒过我，我也是这样做的，只是以前只在表面上肯定孩子，但是一直生气地提醒他的不足。之后，应该更真心地肯定孩子，平和地提醒他的缺点。"

　　"哇，真的。如果你太太知道你有这些体会与新的决定，你太太会怎么说呢？"尝试以关系问句带出重要他人对当事人能力的欣赏。

　　"她会说，早该这样了啊！"

　　"她会很开心地说吧？"

　　"是，是，会很开心的。"当事人笑了。

　　"如果我问你的太太，她对你的新决定，会有多大信心你做得到，如果以 1 分到 10 分来评量，10 分是信心很高，1 分是信心很低的话?"

"7分,7分。因为我是一个说到做到的人,我很爱孩子。"当事人也更有信心地说着。

"当你能给予孩子尝试的空间,持续肯定孩子、提醒孩子,你想,对你孩子成就未来这件事,又可能会有什么样的帮助?"回到父亲来谈的期待。

"至少这样做,我们的关系可以更好,才有对话的机会。这样希望也可以让他好好发挥自己,再看看能不能尽力修正一下自己的弱点⋯⋯"

咨询师自我反思

1. 在 SFBT 中,SFBT 例外架构的意义是什么?

2. 在平日的生活中,当我觉察到自己拥有的例外优势时,我会获得的力量是什么?

3. 从上述的案例中,我看到觉察例外优势的力量与效益是什么?什么样的技巧可以帮助例外的存在觉察与效益扩大?

4. 在平日的生活中,我如何练习把例外的发生以及个人优势的运作意识化?这对我会有何帮助?

5. 作为咨询师,我如何学习引发与捕捉当事人的优势与例外,并在咨询中懂得在合适的时机协助当事人更加掌握之?

身后一步的引导

未知态度问句的使用

SFBT 咨询师将会置自己于"身后一步引导"的位置,一方面尝试理解当事人,并确认自己对当事人的理解是否正确;另一方面还会思考如何让当事人回答问句时,能够引发自我赞美的"自我赋能"效益。

因为独特的人性观、基本信念与专业价值，在晤谈过程中，SFBT 咨询师邀请当事人进行建构解决之道的必备晤谈技巧，与问题导向的派别，在意图及引导方向上大有不同。SFBT 的晤谈过程欲催化当事人能保持于正向叙说。除了形塑技巧之外，SFBT 代表性问句也包含着对当事人的能力与专家地位的肯定，特别能引发当事人的成功发展与正向改变，并有助于与当事人建立关系。

一、未知态度的开放式问句

在一般助人历程中，咨询师需要适时提出适当的开放式问句，以具体了解当事人所言内容及其处境的相关信息，同时也让当事人有机会澄清或探索自身想法和感觉，而不只是被动地获得一个明确的答案（林美珠、田秀兰，2000）。当然，咨询师要避免一连串问太多的问句，因为这会给当事人一种被询问、被挖心事的感觉，而减少了当事人的自我开放（林家兴、王丽文，2000）。

除了倾听同理、使用形塑，SFBT 咨询师的工作当然也包括提出基本的开放式问句。不过，一般助人过程对开放式问句的定义非常多，却没有一个定义符合所有情况。SFBT最有兴趣的是"未知态度的开放式问句"，即是咨询师提出问句以获得尚未知情的讯息。但是，咨询师虽然会有提问的好奇方向，却不会预设答案的内容，并且真的很尊重当事人的回应。SFBT咨询师提问问句的引导方向不同于问题式谈话，以能辨认、开启以及强化可能性的效益为聚焦焦点。通过这些持未知态度的问句，当事人将会叙述与建构出不同的故事，甚至是发展出不同的行动（Korman，2011）。

换言之，SFBT并不认为开放式问句仅仅是为了收集资料而已，开放式问句还将开启当事人与咨询师相互作用的机制。而提出问句及回答的这些行动，将会共同影响与建构晤谈对话历程。通常开放式问句包含了提问者一个未言明的聚焦重点以及预设立场。在当事人回答问句时，便会就这个预设立场去思索相关经验，也间接地接受了问句中的预设立场。当事人不会去挑战这个预设立场，于是当他们回答开放式问句并抽取旧有经验时，会依据该问句的预设立场，以不同的组织方式来呈现，甚至会创造不同的意义和新观点。因此，这个问与答的连续历程将会影响当事人、双方互动、晤谈聚焦层面与发展方向。例如，当咨询师询问："我知道这一周，跟之前一样，会让你上班时觉得难受。不过，特别注意一下，在这一周当中，除了上班外，何时你觉得是好一点点的？"此时，咨询师引导当事人聚焦的是

"这一周,除上班外,好一点点"等重点。一旦当事人能回答时,他便接受这个问句中设定的"应有较好时刻存在"的预设立场,并开始联想这个较好时刻的记忆,而此较好时刻的相关信息,便进入晤谈互动之中了。

当然,当事人握有回答问题内容的主权,即使面对有特定预设立场的问句,仍然可能给予不同于问句聚焦方向的答案。例如,针对关注较好时刻的引导,当事人的回答是:"没有啊。而且你知道吗? 讲到工作我更气,因为我同事 ……"虽然当事人不跟随问句的引导方向,但其回答的内容更值得咨询师整理与思考:为什么这样的问句方向让当事人会联想到这些信息? 这次问答成为理解当事人主观世界的新机会。当对话持续下去,咨询师与当事人的问与答内容,也会继续成为咨询师与当事人之间建构新的、共同的"理解基础"(Bavelas et al., 2010; Hearling & Bavelas, 2011)。

换言之,在晤谈中,在倾听当事人的描述后,特别是当事人的描述开始有所重复时,SFBT 咨询师常会向当事人表示,或许此时可以开始进行不同方向的思考,而可以开始大量运用"改变导向"、具预设立场的 SFBT 代表问句,好让当事人的注意力能放在之前未曾关注的经验。形成 SFBT 各种问句简单且重要的原则是:从当事人最后或较早的回答内容中,来构成与选择下一个问句。当然,咨询师也会考量晤谈整体的"理解基础"

以及 SFBT 的理念，发展出下一个合适的问句（Bavelas et al.，2010）。咨询师需尽可能关注当事人的回应，在避免重复提出相同的问句时，也能提出合宜的问句。而 SFBT 咨询师所提的问句，也将显示他是否理解与接纳之前当事人所说的内容，同时也会反映出咨询师是否一直在判读、选择、形塑新问句的状态。所以 SFBT 认为："在当事人回答问题之前，咨询师不可能知道自己所问的是什么样的问题。"（de Shazer et al.，2007）

二、代表性问句的简介

SFBT 主要代表问句的类型与功能，分别说明如下。

（一）成果问句

成果问句是 SFBT 咨询开场阶段常会使用的技巧。这一技巧用来理解当事人的来谈动机与初步期待，也开始引导当事人朝向正向、未来及解决导向的晤谈方向前进。例如：

"今日你来到这里，觉得我们讨论什么主题对你最有帮助？"

"在晤谈后，你的生活有了什么改变，才会让你觉得来这里晤谈是一个好主意？"

（二）奇迹问句

奇迹问句引导当事人进入想象：当问题已经获得解决时，偏好未来、美好细节以及正向影响是什么；之后，再结合其他问句带领当事人思考如何由目前的处境向此愿景靠近一步。奇迹问句不只包含了目标的建立，也包含如何达成目标，当事人的生活会有什么样的改变，其他人如何发现，如何确定改变已经发生，他人会有何不同或是他人又如何对不同塑造意义。因此奇迹问句能给予当事人一个深层的相信与想象：他们的生活是可以改变的，如此，将能鼓舞当事人拥有希望，也让当事人愿意思考可能改变的结果和好处。例如：

"你的想象力好吗？我要问你一个奇怪的问题。（停顿）今晚你回家睡觉时，有一个奇迹就这么发生了，你带来这里的问题就解决了。（停顿）由于你在睡觉，所以不知道奇迹已经发生了。当你隔日起来，你会注意到什么，便知道奇迹已经发生了？"

"当奇迹发生后，你会有什么不同？"

"你的家人会看到你有什么不同？"

（三）假设问句

假设问句以假设性语句（常以"如果""假定"之词开头）探问当事人在未来于某特定情境下可能的想法与积极作为，特别是关于当事人偏好结果或达成目标时的情境，而非针对过去的已经发生或既存的事实进行未发生的假设。此外，若当事人很难用正向的角度来看待问题或想不到例外时，咨询师也可以用此具预设立场的假设问句来创造可能性。

"如果可能，你最希望发生的、最理想的结局是什么？""会跟现在有何不同？"

"如果有一天，你走出了情伤的阴影，你会看到自己在过什么样的日子？"

（四）例外问句

例外问句引导着当事人觉察问题不发生或比较不严重的时刻，进而探讨这些时刻如何发生，以开发过去成功的解决方法，并判读可否运用于现在或如何促使这些例外多发生。亦即，当注意到有例外存在时，咨询师记得询问足以促发例外的人、事、时、地、物等有用资源与互动细节历程，并且适时摘要重复提醒当事人的优势与成功之处。所以，例外问句促使当事人有意识地注意与参考自己过去的成功之法，而让当事人从注意问题的严重性，转而思考问题可以如何解决与具体策略，进而提升当事人的自信心与赋能感。例如：

"过去什么时候，你与同事之间的相处是像你期待的那样，比较能平心静气地讨论工作上的事情？""那时是怎么发生的？"

"以前有没有遇过类似的困难?""你那时是如何处理的,而让情况没有变得更棘手?""那时处理的方法,适合用在现在的这个情况吗?"

(五)应对问句

应对问句探究当事人一些很小的、被视为理所当然的自发行动策略与动力来源。应对问句能在同理、支持当事人感受的同时,又激发当事人看到自己已在发挥的功能,而可邀请当事人从关注困境转移注意力至确认自己如何能持续承受或对抗此一困境的种种优势,而减少被困境击垮的挫折感。应对问句还可找到当事人目前走出困境的小小有效方法,若优先多加运用这些方法,将有助于维持现况不至于更糟。例如:

"我很好奇,在婚姻这么辛苦的过程中,是什么力量支撑你走过这么多年?"

"在最近心情这么不好的情况下,你都是怎么让自己每日外出的?""朋友是你很大的支持力量,多与朋友接触对你可能会有什么帮助?"

(六)评量问句

评量问句以1分(或0分)至10分量尺,请当事人就其经验进行评量。常将大的愿景或正向目标的描述置于10分的位置,询问当事人的现状所在分数,对照两者差异,并询问再进1分后与现在的不同,以及如何迈进1分的方法。评量问句促使当事人与咨询师了解在问题情境以及解决之道之间并不是非黑即白的二分法,而是一个连续的线段,如此,将能协助当事人发现已经做到或拥有的例外,并检索出下一步的方向与行动。

评量的过程是配合当事人的表述与经验,评量的向度可以包括当事人内在特定感受与态度、在乎之处、已经做到之处、自信勇气与动机程度、与人的关系亲密程度、不同时期的特定状态、行动选项的适合度或可行性、必要的安全性评估,以及身边不同重要他人对同一评量的差异观点,这些都可帮助当事人捕捉意念、扩大知觉和表达自己。评量问句特别能协助年幼或不易表达的当事人,也可改为图片(如脸谱、线条)的方式使当事人更易回答。例如:

"以1分到10分,10分是你刚说的,全家处于最理想的状况,1分是相反的状况,那么你觉得现在你们在几分的位置?"

"为什么会有这个分数,而不是更低的分数?"

"如果问你先生,他觉得需要怎样做才能够再进1分?"

（七）关系问句

与人联结会使人产生价值感与提高尊严。关系问句即是询问当事人猜想生活中重要他人对他的肯定或对特定事物的观点。关系问句将当事人的重要他人观点包括在互动脉络中，促使当事人觉察现实与外在资源，并能在人际互动观点中，思考在生活情境中自己与别人想要的不同，从而启动目标与解决之道的产生。关系问句有助于在"当事人想要的目标""愿意去做的目标"以及"别人对他的期待要求"之间取得平衡。有时，对于特定的当事人，关系问句可以提供当事人与咨询师之间一个安全距离，因为当事人可以不用先谈自己的看法，而是先说出别人的意见。例如：

"如果你的好友在这里，他对这件事情的看法是什么？"

"如果你的老师看到你有什么不同了，就没有机会再找你麻烦了？"

"就你太太的角度，她会认为，什么人、事、物会是支持你的重要力量？"

（八）赞美

赞美的向度主要是针对当事人执行对他自己助益或有助于朝向目标达成的行动。赞美是依据当事人表述与经验而来，以"现实为基础"。SFBT赞美是一种非评价式表达，也存有让当事人可以选择接受与否的空间。

赞美可以结合假设问句、关系问句形成间接赞美，或以振奋性引导使当事人自我赞美。亦即，除直接赞美外，咨询师所给的最有效赞美，是通过提问问句，让当事人在回答过程中吐露自己的能力、知觉与善意，同时更为意识化成功方法，及提升个人自我价值。例如：

"你怎么能够在同事恶意批评你时，还是很冷静地、和他就事论事地讨论？你是怎么做到的？"

"若询问你的好友，她会说她看到你一路走来付出了什么努力？"

（九）还有呢

这是一个看似普通但却非常重要的问句。一旦咨询师与当事人确认与探讨了奇迹、例外或进展的存在时，都记得再多接着询问几次"还有呢"。当事人在持续回应这个问句时，将会发挥联想力，平行扩大思考，而会带出引发一连串的记忆或扩大的图像，激发当事人更多的连锁思考和答案。

（十）提问后的等待

在一般助人过程中，当咨询师提出问句后，若当事人不知如何回答时，即会沉默。当事人沉默的原因很多，其中一种可能是当事人正在沉淀、静思、琢磨刚刚的谈话内容（修慧兰，2002）。

由于SFBT的提问多为引导正向思考问句，其思路不为当事人所熟悉，常需要当事人在费心思考后，才能将他们的反应诉诸言语，因此当事人面对SFBT咨询师所提的问句，也易陷入思考或沉默。所以，SFBT更加强调咨询师应增加他们对当事人沉默的包容度。当咨询师能发展出维持沉默的能力并以沉默回应，当事人反而会认为是该自己进行思考与回答，并且很快就会学到：咨询师不会帮他们回答问题，他们更需要为寻找自己的答案而努力。亦即，当咨询师更能够忍受当事人沉默时，当事人就有机会酝酿出答案，且其答案经常会让当事人自己也觉得惊艳（de Jong & Berg，2012）。

咨询师需要特别觉知到，自己说什么或不说什么，本身都需有治疗性存在（Korman，2011）。咨询师要学习对当事人沉默的忍受度；唯有接受当事人的沉默，咨询师才不至于产生焦虑，也才能进而给当事人足够的空间思考，以建构属于他自己的解决之道。而此过程，也是SFBT促发当事人自我赋能的重要方式之一（de Jong & Berg，2007）。

三、扩大知觉而非颠覆框架的提问意图

（一）以"澄清式自我揭露"与"温和挑战"取代传统面质

一般咨询中的自我揭露，是指咨询师对当事人表白自己过去一些经验，其目的是提升当事人的洞察力，并促进当事人对

自己的想法、感觉、行为和相关议题的了解；有时也可用来挑战当事人，处理所谓当事人的“抗拒”（林美珠、田秀兰，2000）。然而，SFBT 却不建议咨询师告诉当事人有关自己的过去经验，尤其是个人之前的惨痛故事，或针对当事人体验提供个人建议，因为咨询师个人故事的自我揭露难免会影响当事人，造成当事人模仿，或是让当事人有自叹不如的感受，如此，将会削弱当事人建立他们自己解决方法的意愿与胜任感。

但是，这也并不表示 SFBT 咨询师不能表露自己的看法。若当事人说话内容中有矛盾或不一致时，为了帮助咨询师了解当事人对他们生活的知觉，此时告诉当事人咨询师当下的困惑是重要的（de Jong & Berg, 2007）。但是，SFBT 咨询师的这种自我坦露是以“澄清”的“提问”方式来询问当事人，并仍按照目标导向与优势观点在进行（许维素、郑惠君，2006）。例如：

“你刚说你痛苦欲绝，但是，你又能记得照顾你的孩子，我很困惑，这两件事如何能够同时发生？你又是如何能同时兼顾的？”

这样澄清式的自我坦露，将催化当事人在面对自己挣扎的同时，仍能从中看到自己的优势力量，继而愿意往解决导向的路线前进。当然，有时当事人会十分坚持想知道咨询师的个人故事，那么 SFBT 咨询师则会先询问当事人认为获得这样的信息会有什么帮助，然后再针对当事人的需求方向，非常简短地、就事论事地回应当事人，并且再尽快地回到 SFBT 晤谈轨道上来（Berg & Reuss，1998）。

再者，不少传统的咨询派别会针对当事人不一致的言行或所谓不合理的信念进行面质，以促使当事人面对自己想法的扭曲（林美珠、田秀兰，2000）。然而，SFBT 却认为，面质的技术可能导致当事人难堪，并使当事人对自己更加否认与怀疑；甚至，有研究也发现，面质还让当事人的问题（如酒瘾）更为严重。由于 SFBT 相信当事人任何的想法在其生命脉络中一定其来有自、有其道理，值得咨询师尊重与尝试理解，因此，SFBT 咨询师并不赞成强烈面质当事人的不一致，或以此方式处理当事人所谓抗拒行为，反而会选择采用类似前述较为温和的澄清式自我揭露，来表达咨询师所发现当事人的矛盾之处及其存在的主观诠释。最多，SFBT 咨询师会以"温和挑战"的态度与技巧来催化当事人产生反思，例如：

"我知道你不认为你的脾气是一个问题，但是当你想表达你的不满和不同意时，你会希望你的太太同时看到的是什么（或不同于以前的是什么）?"

若当事人能回答时，便已经承认了当前的困境，并且有所反思，即使当事人没有直接坦承自己的错误，但是在回答与反思的同时，甚至已产生了"自我面质"的更佳效果。这样的方式不但可以避免使当事人产生负向感受或影响，亦可以避免

咨询师借自我揭露之名而满足了自己的需求（de Shazer et al.，
2007）。

往往，当一个人被迫改变时，愿意改变的幅度很少，但是当
他自己愿意改变时，则改变的幅度将会增大（de Shazer et al.，
2007）。当然，由于 SFBT 视当事人为专家，咨询师会虚心地向
当事人学习如何帮助他，并时时跟随着当事人的思维，因此，并
不需要提出面质性高的问题让当事人害怕回答，反而是创造的
正向运作气氛，会更加引发当事人的自我反省与面对现实（许
维素、郑惠君，2006）。

（二）重视"行动"成效体验，不以"解释"产生顿悟

在一般咨询中，当事人常疑惑于事件发生于他们生命中的
意义。有一些咨询师会加以反映并提供一个解释架构给予当
事人思考，亦即解释技巧意图"超越"当事人已经提供或承认的
陈述，给予当事人一个新的定义或架构，促进当事人以新的观
点来看待自己的想法、行为、感觉和问题，而产生"顿悟"（林美
珠、田秀兰，2000）。然而，社会建构论却认为："在关注发生了
什么事之时，'找寻解释'是一个错误。"（Fiske，2011）SFBT 担
心，有时咨询师的解释会对某些当事人产生暗示的作用，反而
误导了当事人主观感受或意义诠释，而取代当事人的"声音"。
因而 SFBT 非常强调咨询师需要以当事人的整体知觉为基础，

不以咨询师的语言来诠释当事人的故事，如此才能真正同理与理解当事人，并落实"当事人才是专家"的原则。

举例而言，有些当事人认为困扰的解决需要"他人"做些改变。在一些咨询取向中，可能会认为那是一种所谓"防御"，用来掩饰当事人的焦虑，因此一般咨询师会教导当事人，应在晤谈过程中以自己为焦点，才会获得良好的治疗效果及自我了解（林家兴、王丽文，2000）。然而，由于 SFBT 看重当事人的知觉，包括其谈论别人需改变的看法，因此，SFBT 咨询师会尊重当事人期待别人改变的知觉，但不会过度解释其是否为当事人的焦虑或防御，反而视这样的期待为当事人目前如何看待他们生活方式的表征。不过，若要使当事人从无力感转而拥有赋能感，当事人的确需要"转换其思考的焦点"——较少期待他人的改变，多加思考自己在目前困境中所欲的目标以及如何能够为问题解决做哪些努力。而转移思考焦点的方式即是通过提问问句的方式，直接或间接地引导当事人将焦点回到自己身上，此时，也能将行动与改变的责任回归于当事人的身上（de Jong & Berg, 2007）例如：

"如果我问你老板，他会说，当他看到你有什么不同时，他就不会再一直指责你?"

社会建构论还认为，语言的存在包含着某种"活动"（如写作、阅读），而思想与行动本身之间很难有所隔离（如下棋时的思考以及举棋、落棋），因此当事人的描述、意义、经验与行动之间会有交互建构与相互循环的作用。在相互循环中，SFBT十分重视行动的力量，认为先有行动改变了现状后，当事人感受与想法将会随之改变（许维素、郑惠君，2006）。所以SFBT的晤谈方向，在探索当事人生活中的例外资源和期待生活中有什么样的改变之后，会将晤谈对话朝"有效行动"移动，并开始邀请当事人思考，如何以实际行动落实所希望拥有美好未来的选择与努力。在当事人实际行动之后，依据行动结果，当事人自然会产生诸多"顿悟"，包括：原来认为的问题其实没那么难，原来这个目标目前无法达成，原来之前的方法不适合对方等。这些"行动后的顿悟"更为可贵、更为实际，也将再激发当事人修改接下来的目标设定与行动设计。

亦即，SFBT晤谈除了会了解问题发生的基本状况，更深究的是当事人如何达成目标的相关背景与环境的信息，并不会积极停留于问题成因分析而寻求解释、顿悟。SFBT坚信，当事人知觉的转变应由他自己本身来创造，顿悟并非一定要发生在行动之前。反之，一如行动研究，当事人往往在行动之后，才可能对自己的过去与行动有更多顿悟，而且，行动后的顿悟所促发的知觉转变更为真实、适切，其更能促使当事人产生更多的选择空间。

因此，SFBT看重日常生活中的行动成效。在配合当事人能够接受和愿意接受的前进方向与速度下，心理治疗应充分发挥与达成咨询中 ——"改变"，这一必要成分的治疗效益！

（三）关注晤谈的过程并同步于当事人非口语讯息

在咨询过程中，为了要理解当事人的处境，需要就当事人表达的内容和过程来进行探索与汇整。"内容"，指的是当事人的口语讯息、所说出的台面上的资料；"过程"则指当事人表达信息的方式、立场与态度，也就是当事人提供信息时，同时所传达出的个人感觉和评价（de Jong & Berg, 2007）。

咨询师可选择当事人表达中的内容或过程的素材来进行介入。SFBT 会特别尊重当事人口语表述的"内容"，但仍会大量兼顾"过程"的讯息来进行晤谈。例如，SFBT 咨询师对于当事人而言，都会以支持了解的态度来展现，但同时在与当事人的互动中，咨询师会观察当事人特定的人际沟通与表达能力，并入其独特的语言使用习惯和世界观，再依据当事人口语及非口语的反应，调整咨询师回应的速度与语调。所以，SFBT 讲究的是"同步"的艺术。

当事人之非口语讯息，就是"过程"类别的一个重要线索。非口语讯息含有个人独特性和文化差异性的意义，同时也是一种自我呈现的方式。咨询师除了要注意自己的非口语行为，也需要时时观察当事人的非口语讯息，然后再选择是否探究其非口语讯息背后的意义（林美珠、田秀兰，2000）。而 SFBT 也认为非口语讯息会因为当事人的脉络、文化和个别差异产生不同的意义。但是，在 SFBT 晤谈中，对于当事人非口语讯息的介入，则不尽同于一般咨询取向。例如，SFBT 咨询不会面质当事人口语与非口语的不一致，或直接停留于非口语讯息工作。

SFBT 虽会参考并同步于当事人非口语讯息，但更看重语言的运用；SFBT 咨询师会做的是，兼顾当事人表达的"内容"和"过程"的各种讯息，用于后续问句的提出，但并不企图面质或直接分析（许维素、郑惠君，2006）。亦即，SFBT 咨询师不会依赖非口语行为对当事人进行解释，或是据此分析与探索咨询关系，反而是参考当事人的非口语行为，确认晤谈对话是否捕捉到当事人的知觉或可能性征兆，进而继续修正提问问句或回应方向。这是因为 SFBT 看重咨询师未知态度的开放式问句并理解当事人参照架构下的答案，希望在此晤谈问与答的往返过程中，创造出当事人改变的可能性。而当事人非口语行为的种种讯号，也能反映出咨询师的陈述和回应是否尊重了当事人，是否看重当事人的资源性和主控性，以及是否有以当事人的参照架构在工作。

换言之，SFBT 咨询师是在咨询互动中整体观察与理解当事人的。若当事人所言的内容和过程的信息互相吻合时，SFBT 咨询师会简述和摘要内容，以确定咨询师与当事人对其处境有相同的共同理解基础。如果当事人表达的内容和过程并不相符，SFBT 咨询师则会特别通过澄清或温和的挑战来提出这些不一致，或者，先暂且搁下，在稍后的晤谈中再提出。当然，若咨询师觉得当事人通过非口语讯息表现出投入晤谈的意愿降低，咨询师则会重新检视晤谈的目标是否为当事人所要，并再进入当事人的参照架构中，了解其目前所欲探究的真正方向。因此，对于应该如何进行下一步，咨询师会以"对当事人会产生最好效益的方向"来进行选择判断，以让当事人能体会到晤谈正朝向一个建设性的方向前进（de Jong & Berg, 2007）。

四、总结

为发挥咨询效益，咨询师需要弹性地依据当事人的独特性，量身定制地使用咨询技巧。如同所有的咨询技巧一般，SFBT 的技巧亦是容易理解却不容易熟练的。而且 SFBT 的问句虽然看起来简单，但在实际运用上，仍需要十分贴近当事人的整体主观知觉，考量语言的选用及其暗示性，并入当事人的关键用字，再发挥前述 SFBT 种种精神与架构，才能得以弹性选择或组出合宜发挥功效的问句。

最重要的是，咨询师需要在参考晤谈的共同"理解基础"下提出 SFBT 的问句，如此，将会创造出当事人与咨询师共构的语言体系，当事人也能体会到咨询师对他的接纳与理解，甚至是拥有一种被佩服、欣赏的感受。这不仅能使晤谈关系更为坚固，也会使当事人更愿意跟随咨询师问句而思考回答。所以，SFBT咨询师将会置自己于"身后一步引导"的位置，一方面尝试理解当事人，并确认自己对于当事人理解得正确与否，另一方面还会思考如何让当事人回答问句时，能够引发如自我赞美的"自我赋能"重要效益（Corey，2013；Macdonald，2007）。

案例对话与反思活动

咨询师：今天来，你希望我可以怎么帮你的忙？（成果问句）

当事人：我来的目的非常明确，我希望我可以跟我的一个很怪异的室友相处得来。

咨询师：怪异是指？（以当事人用词问开放性问句）

当事人：我们大一刚进来，六个人住在一间。有一个室友啊，她会动我们的东西，乱拿乱放。我们在准备期末考时，大家都会相互帮忙，她就拿我们的笔记看，但是却说自己没有什么准备。还有她还会在背后挑拨离间，对我们五个人分别讲另一个人的坏话。我们最近五个人才刚讲开。

咨询师：这室友真的造成你们生活上不小的困扰了。

当事人：是啊，气死了，她真的很可恶。

咨询师：所以，你刚才说你想跟她相处得来，如果可能，你希望你们的相处可以变得如何呢？（假设性问句）

当事人：我们都希望她能多少有点改变。

咨询师：例如是什么样的改变？（开放性问句）

当事人：至少尊重我们的界线，不要再动东西，不要再伤害人。我也先不敢奢求说要她懂得分享资源之类的啦。

咨询师：看来你对她应该如何改变有一些想法了，而你也能知道要她全部马上改变，可能并不容易。

当事人：搞了一年，我们终于认清她了。

咨询师：认识一个人，也真需要一些时间与尝试。

当事人：是啊。还好我们五个人讲开了。

咨询师：你们五个人是怎么讲开的呢？（自我赞美）

当事人：有一天我终于受不了了，我就跟隔壁床的室友说："我听说你讲我不关心你，可是我很关心，你怎么会这么说呢？"她就说："谁说的？我没这样讲啊！"然后，我就说那个可恶的室友讲的啊。然后，一直确认下去，我们就讲开了，发现都是她搞的鬼。

咨询师：听起来你很能直接沟通啊，你和你的室友们之间也有一定的感情啊。

当事人：对啊，还好没被她都破坏了。她真可恶。

咨询师：你们现在五个人都已经讲开了，也有一定的感情。那么，关于希望她改变的部分，你们曾经试过什么方法吗？（开放性问句，应对问句）

当事人：没有。因为我们怕我们去说，说服不了她，还遭她反驳。她很会说话的，我们怕寝室的气氛会变得更糟。

咨询师：其实你们想过要跟她说，但你们也能够设想到讲开后，可能会遇到困难。

当事人：对。我们没有信心。她们四个说再看看好了，但是我觉得不能这样等下去。

咨询师：怎么说呢？你考量的是什么？（开放性问句）

当事人：难道我们要假装都不知道吗？她来动我们东西或讲另一个人坏话时，我们继续装不知道吗？这太奇怪，也太难受了。

咨询师：你希望也认为情况应该立刻有改变。

当事人：当然啊，我是很想去直接跟她讲开，像你讲的，我是很直接沟通的人。但我室友讲的也对啦，没弄好反而更糟，弄得我也很没有信心去讲。

咨询师：那么我可以了解一下吗？如果1分到10分来说，在一个10分的量尺上，10分是很有信心可以成功跟她沟通、说服她，1分是信心很低，你们的分数是几分？（评量问句）

当事人：我想……我们每个人的分数不会一样啊。

咨询师：那么你们各会是几分？

当事人：我5分，她们有人3分吧，有一个人是6分。

咨询师：你们各自的理由是什么呢？

当事人：我是觉得五个人对一个有什么好怕的，但是有的人担心会被她暗算，事后更糟，有的人则是觉得她应该没那么坏。

咨询师：你们的想法真的不一样。

当事人：是啊。其实我今天会来，我是想说，可能我们五个人得先有一致的想法与做法再去讲，可能比较有胜算的啊。

咨询师：你没有放弃你的想法，但更周全地把室友的考虑放进来。所以，如果你们能有一致的想法与做法，会有什么不同？（假设问句）

当事人：我就不会这么烦恼，也不会挂心，不然，我怕到时我们五个人内讧。攘外必先安内啊。

咨询师：你怎么能够想得这么远？（自我赞美）

当事人：嗯……我觉得我们就是要针对各种状况沙盘推演一下之类的，才安全啊。

咨询师：那么，如果你的室友知道你这么用心在想，还跑来这里找我谈，你想她们会怎么称赞你？（关系问句，间接赞美）

当事人：我也不知道。我烦恼了好一阵子了。

咨询师：嗯。那么，这一阵子你都是怎么帮助自己度过的？（应对问句）

当事人：哈哈，也没什么啦，就是烦恼一下，然后跑去打球，或者跟一两个朋友谈过。

咨询师：你一直有行动力。这些朋友给了你什么意见吗？（关系问句）

当事人：他们还是说要跟大家直接讲开。我也是这样想。

咨询师：我看你们五个人的感情不错。如果你能跟你的室友说了你这么多的考量或烦恼，你想她们可能会有什么反应？（假设问句结合关系问句）

当事人：嗯……嗯……她们应该会安慰我吧。

咨询师：安慰？怎么说？（开放性问句）

当事人：就是说别那么担心，大家可以一起想办法啊。

咨询师：嗯哼。当你听到她们这样讲时，你会有什么反应？

当事人：开心吧。不过，我不知道怎么跟她们直接讨论如何处理那可恶室友的问题。

咨询师：我不太了解，你觉得困难的地方是？

当事人：除了室友讲的以外，我还想到的是，我不是一个想要去故意伤害别人的人。我担心其他寝室的人万一知道了，会觉得我这样做好像在联合别人对付她。

咨询师：你还考量到你不希望处理的方法是违反你自己的原则，也不希望落人口实。真的很周密。

当事人：还好啦。想太多了一点。

咨询师:或者,我换个方式说,如果你四位室友知道你考量的是,大家能有一致的想法、增加胜算、至少不要起内讧,再沙盘推演各种结果与应对,目的是要她有些改变,至少不要动你们东西、伤害人,而不是要故意伤害她,你想她们会有什么看法?(假设问句结合关系问句)

当事人:嗯 …… 嗯 …… 我想想 …… 她们可能比较容易开始讨论。

咨询师:怎么说呢?(开放式问句)

当事人:因为这些理由对我那四位室友是具有说服力的,哈哈。

咨询师:那对你呢?(开放式问句)

当事人:如果我自己能把握在改变她,不是恶言攻击,不是失控,我就会安心。但是,这个我需要室友帮我,提醒我。

咨询师自我反思

1. 对于咨询中的发问技巧,我使用的频率如何?

2. 对于应用 SFBT 各种代表性问句,我掌握的程度如何?

3. 对于使用 SFBT 各种代表性问句时,咨询师的未知态度以及非以面质与解释为意图等理念,我的理解与接受程度怎么样?

4. 在上述的案例中，对于咨询师使用问句的时机或选择，我的观察是什么？

5. 对于上述的案例对话过程，我还可以改为采用什么不同的 SFBT 回应方式及问句？

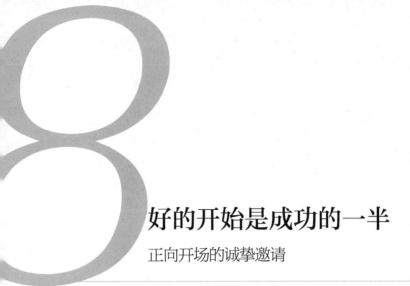

好的开始是成功的一半

正向开场的诚挚邀请

在开场阶段,需要用理解、共情、支持当事人各种主观知觉与反应。同时,大量使用目标形塑的未知态度问句,能协助当事人开始知觉与形成生命的各种可能性,提高当事人的自信,并愿意开始采取行动改善现状。

在晤谈的开场，如同一般的咨询历程，SFBT 咨询师会专注倾听与接纳当事人自发表述对他个人有意义的、重要的、深入的背景故事诉说，也会协助当事人厘清个人与问题互动的脉络（如发生的过程、频率）及其对问题的主观诠释（如对事件的感受想法，如为什么会发生，有何影响，为何有困难）。不过，与此同时，不同于其他咨询派别的是，SFBT 咨询师除了会持续自然同理当事人不同程度的负向情绪表露，也会通过一些关于优势资源方向的引导，让当事人的情绪产生初步的转化，开始对困境萌生新观点，甚至能够肯定自己自发应对困境的能力与方式。尤其，SFBT 咨询师还会着手于聚焦当事人在意及所欲改变之处，并协助当事人逐步接受现实从而更能为改变做准备。凡此，也是与当事人建立关系的最快方法（许维素，2014）。

亦即，SFBT 的开场包含了一般咨询谈话历程及其独特侧重点，并且在咨询师持续展现全然理解与接纳的未知态度下，渐进地与当事人建构共同理解基础与合作咨询关系，催化晤谈能够朝向形塑咨询目标的方向迈进（许维素，2009，2013 & 2014）。

一、"我可以帮什么忙？"作为起点

为了发展目标导向的氛围，在晤谈一开场，SFBT 咨询师常以成果问句作为起点：

"你对咨询的最大期待是什么？"

"如果接受咨询有用，你希望能有什么改变？"

"你希望你的生活中有哪些小小的改变？"

"你认为晤谈可以带来什么不同？"

"你希望能拥有什么？"

"当你觉得不需要再来咨询时，你希望那时你的生活是什么样子？"

当咨询师以成果问句作为开场时，会让咨询师置于一个未知好奇、开放不预设的立场，让咨询师不会去设想眼前的当事人应该有什么样的改变才会适合他，而能开放、尊重地专心倾听出，当事人在现今困境的遭遇与痛苦下，"他"希望通过咨询获得的协助是什么（de Jong & Berg，2007）。亦即，成果问句展现了咨询师一种开放的态度，表示咨询师愿意从当事人想要讨论的话题开始，显现当事人拥有决定咨询内容与方向的空间，如此，将会提高当事人更为主动参与咨询过程的可能。若能够从当事人想要的目标开始谈起，常会使当事人更具有关注力与改变动力，咨询工作的成效自然事半功倍（许维素，2014）。

　　成果问句也传达出一些讯息：对自己的未来，当事人是可以有一些掌握的，即使目前掌握感看起来很微小。而且，对于改变，咨询师只是辅助的角色。当事人需要为自己的生命负责，他是他个人生命的专家、解决问题的负责者。这样的态度，容易催化当事人负起主控思考之责，也会促使当事人较愿意为问题解决负起行动责任。

　　在当事人回答成果问句之后，咨询师会针对当事人所用的关键字加以突显及具象化，以探讨与确认当事人每次晤谈的目标。对于当事人每次一开始的表述，SFBT咨询师的工作重点仍然是特别注意当事人的知觉及其描述问题所使用的方式与词句，并尝试询问与了解：

* 什么事物或什么人对当事人来说是重要的？

* 当事人会想看到的改变是什么？

* 看到第一个改变的征兆可能是什么？

　　再次强调，由于SFBT强调需要在当事人思考逻辑运作的参照架构内工作，尽可能理解与尊重当事人所使用的语言，并采取好奇、未知的姿态来询问、倾听以及确认当事人的观点，所以，从开场开始，SFBT咨询师便会倾听当事人"这个专家"的观点，不预设自己已然了解当事人的目标与资源，或不自己假设自己已经知道当事人的特定观点或某经验对当事人的意义（de Jong & Berg，2007；Fiske，2008）。

二、以"问题如何影响你？"了解当事人如何与问题互动

有些当事人前来寻求解决问题时，会主动诉说他们的问题或滔滔不绝地抱怨所处的困境。由于当事人的思维是流动的，SFBT咨询师会先使用开放式的问句或没有预设立场的回应往返澄清、确认理解当事人所描述的内容。在此倾诉的过程中，当事人也会有机会反思自身的观点与情况，并会探索、回应、再思考以及努力地将他们的想法置于文字中，而使咨询师及自己都更能了解目前问题对本身的影响与意义，以及自己与问题的互动情况。

换言之，在SFBT晤谈中，一开始，咨询师仍会需要了解当事人来谈议题的概况。所以，在理解支持的态度下，咨询师仍会简易地询问此类的问题：

*   发生了什么事情？

*   何时开始？持续多久？

*   出现的频率是多少？严重程度如何？有何变化？

*   曾做了什么处理？

＊ 周围的人谁注意到？

＊ 谁说了或做了什么？影响是什么？

＊ 为什么这是一个问题？周围的人同意吗？

　　有时，当事人在描述来谈议题或回答咨询师的其他问题时，就已经回答了一些背景资料的问题。仔细倾听的咨询师，则可选择必要且重要的向度，再邀请当事人确认或回答相关背景资料。当然，重复提问当事人已经讲过的背景资料，将让当事人对咨询师的专注倾听能力的认可度大打折扣。

　　在咨询师与当事人开始互动和逐步理解困境的过程中，因为SFBT的技巧介入，常会开始出现一些扭转当事人想法的因子（de Jong & Berg, 2007）。亦即，在问题描述阶段，除了了解事情发生多久、频率、程度、人事时地物的细节等背景资料，在了解当事人的内心参照架构与主观看法之外，咨询师还会开始初步了解当事人的主观看法以及想改变之处，并引发对资源的觉知（de Jong & Berg, 2007；Hansen, 2005），例如：

　　"你怎么知道这是一个问题？"

　　"你怎么判断这是一个需要现在改变的情况？"

　　"这个问题如何影响你？"

　　"这个经验如何改变了你？"

　　"看到孩子割腕的行为，你的感觉是什么？"

"看到太太想用自己的生命来抗议,你的解释是什么?"

"你认为你的生命为什么在此刻会出现困扰?"

"对你来说,控制自己的情绪为什么会是个困难?"

"历经地震是如何改变你的人际关系的(或生活的环境、你对未来的选择)?"

"你没有因为此危机事件而改变的是什么?"

"经历了这个伤痛的事件,你仍然拥有的是什么?"

"你怎么能有这些分析,这是很难得的?"

"你的这些看法与解析,可以如何帮上忙?"

之后,SFBT咨询师可能会采用以下三类大方向的开放性问句,邀请当事人继续建构其主观意义(de Jong & Berg, 2012):

(1)询问当事人过去做了些什么,或者考虑未来做些什么会是有效用、有帮助的;

(2)寻求当事人未来可能性的意义,例如:"如果有一个奇迹发生,会让你的生命有些什么不同?"

(3)询问互动的意义,例如:"你认为若这样做,会让你和你家人之间产生些什么不同呢?"

通过这些未知态度的问句,主要是希望能引导当事人说出晤谈后的愿景或包含着认知、行动与情绪的未来改变,而这也正是科曼(2011)强调的在晤谈开场后,需先与当事人建立符合伦理、可实现的晤谈大方向。在建立晤谈大方向时，当事人便已开始建构着未来可能行动的意义，而此更易催化当事人，找到真正符合当事人价值的解决之道（de Jong & Berg，2007）。

当然，有时当事人会询问咨询师要如何说明自己的状况，咨询师可以回应："你觉得如何说你的故事，更能有助于我来帮助你？"或者，咨询师可以引导当事人思考：在晤谈有限的时间内，如何表述自己的故事，才会对自己、对咨询师最有帮助？这样使诉说问题成为一个"自助"与"自我决定"的历程。

此外，在晤谈后段、欲暂停给予反馈前，咨询师还可询问当事人："在结束晤谈前，还有什么要让我知道的？有什么你认为我知道是很重要的？"如此将给予当事人一个补充的机会，以使咨询师更为知道当事人看重的信息。此时，当事人对问题的描述内容，往往会更扼要些（Korman，2011）。

三、欣赏信任地询问："你尝试了什么方法？"

一旦当事人能完整表达自己，或咨询师有机会展现理解与关心后，咨询师会开始询问当事人曾经使用过什么方法来走出所提及的困境。

通常，当事人来晤谈前已经尝试过一些方法了，即使不太持续或显著，当中或多或少有一些成功经验。因此，询问当事人到目前为止对其问题已做的尝试，将让当事人体会到他不是只处于"挨打"的状态，也是有主动出击的时候，甚至会因此联想到一些有效的资源。咨询师常会积极探讨这些"晤谈前的改变"，例如：

"对于目前这个你很关心的情况，你曾经试过什么方法？"

"你做了哪些事来应对目前这个情况？"

"为了不让情况变得更糟，你采取了哪些行动？"

"你曾经做了些努力，让你自己可以有些稳住，甚至有所不同？"

"你曾经跟谁讨论过这个问题？""你获得了什么帮助？"

"我们都知道结束生命会是你最不得已的最后一个选择。但是，想知道，之前你曾经试过哪些方法来稳住自己，或是曾经稍微能纾解心情的？"

询问"对此问题你曾试了什么方法"的问句，传递了当事人有能力胜任处理问题、有能力促使好事情发生或拥有一些资源。有些当事人会因为说出尝试处理的方式而开心，但通常当事人会觉得这些方法并没有把问题或危机"立即""全面"地解决掉。不过，通过咨询师表现出佩服当事人已经为自己、为环境所做的尝试与努力，即使没有立即成功的经验，亦能在开场的问题描述阶段中，制造有关当事人力量与优势的话题，进而增加了开启解决式谈话的可能性（de Jong & Berg, 2007），例如：

"你怎么能够想到要用这样的方法去尝试呢？""有没有为自己所做的感到惊讶？"

"在这么有压力的情况下是什么让你愿意为家人去做这些尝试的？""你的家人会如何感谢你的不放弃？"

"从你的这些尝试中，其实看到你对你的家人有很多的了解。你是怎么能对他们这么了解的呢？"

除了赞美当事人的这些优势，更重要的是，咨询师可以与当事人善用这些优势，并将执行行动的结果作为重要参考，而再修正设计未来可能有效的策略。在合适的时机，咨询师可问：

"在这么多方法中，哪一个方法最有效？"

"为什么能够产生那一点点的效果呢？"

"还需要发生什么，这效果就可以再增加一些？"

"之前你觉得你直接用骂他们的方式的效果不好，根据你对家人的这些了解，你觉得他们可能比较会接受的方式是什么？"

"从你尝试的方法中，看到你先生骂孩子背后所包含的关心。这份关心，你觉得可能具有什么样的重要性？""如果他能知道你看到了他的用心，他会有什么不同？"

如果当事人一直诉说所努力的一切都没有作用，咨询师则可尝试协助当事人意识到自己所做努力的贡献之处，例如：

"如果你没有去尝试这些方法，现在的你又会有什么不同？"

"谁会感谢你曾试着处理这个难题？他会感谢的是什么？"

所以，当咨询师采取"未知"的姿态时，将可从当事人的表述中窥知这些小小的、成功的经验，或者以往促使他们产生成功的力量与方法，可运用于后续的谈话中。但是，须特别注意的是，这里所谓成功或资源，并非指成功地把所有问题全部解决的方法，而是指当事人在来晤谈前已经拥有的"小小的努力、尝试、意图、用心或一点点效果之处"。这些微小的成功或资源是已经存在的，值得当事人有所觉知，并持续保有或先行多做的。对于这些微小的成功或资源，咨询师则可进一步分析其要素，进而用来扩大协助当事人建构解决之道。

四、以"你希望有些什么改变？"来开启目标形塑的对话

在晤谈过程刚开始的目标形成阶段，SFBT 咨询师必须秉持着一个思维：当事人会特地来到这里与咨询师晤谈，他心中认为自己的目前生活应该需要有什么改变呢？因此，"你希望有些什么改变？"这类问句，将会大大地帮助当事人"有机会表达"或"开始去想"所渴望的目标及其达成方法，而开启"形塑目标"的对话（de Jong & Berg, 2007）。例如：

"对于工作上这么多的挑战,你最希望工作上可以有什么转变?"

"他们这样对待你,你很生气、失望,所以你希望他们不要再这样继续下去了。那么,你希望他们可以用什么样的态度来对待你呢?"

"你说你什么都不在乎了,这让你觉得无意义。所以,你会希望自己可以拥有能够在乎的人、事、物吗?"

常见当事人的问题描述通常混杂了问题的缘由以及问题与当事人如何相互影响的论点,SFBT咨询师会认可接纳当事人多样问题的复杂度与难度,但是仍会同时直接地询问:

"在你的生活中,第一个需要改变的又是哪一个?"

"这些事件中,你认为最重要且最需要先发生改变的是哪一样?"

"对你来说,孩子的功课和先生的愤怒,先处理哪一个比较重要?"

如果当事人回答"几乎都是",咨询师则会接着问:

"哪一个问题先改变,会有助于其他问题的解决?"

"哪一个环节先解决了,其他的部分会比较容易接着处理?"

这样的问题反映着各系统相互影响的系统观,并且仍秉持着尊重当事人的观点及由他决定何谓合适的处理流程,逐步引导当事人厘清可以开始着手处理之处，确认值得优先改变的目标，特别是找到能带来后续正向连锁效应的目标。

伯格（1989）曾强调，若要帮助一个人改变，需要先获得他的注意力，而要获得当事人的注意力，则需要能捕捉到对当事人而言相当重要的、在意的、有意义的、真实存在的人、事、物，并善加运用推动之。这对于处于危机中想自杀的当事人更是如此（Fiske，2008）。若当事人可以回应出他想要的目标是什么，咨询师便可使用假设问句继续追问之；倘若当事人能够回答这些假设问句，晤谈便开始朝解决式的谈话迈进，此时，也容易与当事人形成本次晤谈的共同大方向（Korman，2011）：

"如果你的问题解决了，那将会是怎样的情况？你会与现在有何不同？"

"那时你会做些什么不同的事情？这样做又会带来什么不同？"

"别人如何能得知情况已经好转？谁会先察觉你的改变？接下来又是谁？"

"还有什么其他的事会改变？"

"还有呢？"

明显可知，SFBT坚持的一个信念是：当事人所遭遇困境或危机的严重性，"无法"成为预测当事人能否开始建构目标的指标。即使当事人的情况甚为严重，也并不表示他们失去了建立目标的意愿与能力。因此，SFBT咨询师"不会"以来谈事件的严重性及当事人出现的症状，进行对当事人的诊断与假设。不过，从当事人回答目标的过程中，若当事人处于危机中，咨询师则会需要"评估"当事人的安全性，并设法运用"目前既有"的资源来建立安全网。或者，咨询师会尝试确定在"此时此刻"当事人是否有能力去执行目标形成的运作，还是得先与当事人讨论如何增加目前能够执行的应对策略，是更为合适的选择（de Jong & Berg, 2007）。

五、持续合作的邀请

由于每位当事人来到咨询室时的个人状态不尽相同，对咨询也持有不一样的态度，但是SFBT咨询师并不会对当事人进行分类与标签，因为分类与标签常会造成不适切的认识与期待。反而，SFBT咨询师会特别关注当事人刚到咨询室的状态及其脉络（包括为什么现在会决定前来、由谁安排与决定咨询），抱着一贯的理解、接纳及寻找可能性的开放态度，以能找到合适的方式，成功地邀请当事人与之合作、投入于咨询晤谈，而使晤谈能真正帮助到当事人。亦即，在晤谈一开始时，SFBT咨询师要观察与思考的是自己和当事人之间所建立的咨询互动关系或共同理解基础，进而贴近当事人的状态来与之互动，如此，咨询师不会因为对当事人错误或不合理的期待产生失望，并能对当事人稳稳地展开帮助而有赋能感（de Jong & Berg，2012）。

针对当事人来晤谈时的个人状态，德容和伯格（2012）提出常见的三种情境，也说明可以尝试邀请当事人合作的一些方法。

第一种，在晤谈一开始，当事人便对晤谈有着明确的需求，也可以和咨询师一起很快地界定出所在意的议题，或开始发展出希望的未来图像。对于解决之道的建构与执行，当事人则认为自己是有责任的、是可以有所贡献的。通常，这样的情境发生在当事人自愿前来寻求服务时。对于处在这样情境的当事人，建立合作关系多可十分顺利。但是，咨询师需要提醒自己，记得配合上目前当事人愿意解决问题的高度动力，而非以所学各种特定阶段理论来思考当事人，而拖慢了当事人的前进速度。

第二种则是当事人与咨询师虽然可以一起界定出在意或困扰之处，但是却无法确认出当事人在建构解决之道中所需扮演的角色。亦即，晤谈对话显示出，当事人可以在细节上描述困扰，也能说明解决之道的重要性，但是，当事人并没有体认到自己是构想与执行解决方案的一个环节；或者，只是想要来此倾诉一番，或者认为，若要解决困扰，是需要他人（配偶、小孩、雇员、朋友或同事）先行改变，甚至，期待咨询师能去"修理"另一个人。

对于这样的当事人，强烈"面质"当事人目前的知觉并非最好的方法，因为这容易使目前处于此情境的当事人选择离开咨询室。SFBT咨询师会试着尊重当事人的观点，同时将晤谈焦点从那些令当事人困扰的人物，转回当事人自身，或回到任何他可以扮演的角色上，以能将晤谈置于有助当事人产生正向改变的话题上。亦即，通过SFBT问句，邀请当事人从问题式谈话转移到解决式谈话，例如：

"你很希望你的孩子能乖乖地自觉地读书。什么时候孩子能自觉地读书呢？"

"你曾经做了什么帮助他养成自觉读书的好习惯？"

"当他不自觉读书时，你曾经做过什么处理，比较能让他愿意再次自觉读书？"

若当事人仍不愿意接受邀请，咨询师可以定期地询问下列的问题，而引发当事人可以扮演观察生活的角色，并开始思考与运用生活中可能的资源：

"我们有多少机会可以发现解决之道；以0分代表没有机会，10分代表非常有机会，在0分到10分之间，你觉得现在是几分？"

"你希望我可以如何帮你，才会对你是有帮助的呢？"

如果当事人一直沉浸在困扰里，咨询师则可转向"应对问句"：

"这么长的时间面对婆婆的挑剔，你是怎么熬过来的?"

"你是怎么支持自己走了这么艰难的一段路?"

第三种，当事人一开始晤谈时便表示他们没有兴趣和咨询师一起工作。通常，被机构（如法院、社工机构、学校或父母）强迫来接受咨询的当事人较倾向于会有这样的开场。当然，这对不少咨询师来说，属于较困难的情境。

对目前无意于使用晤谈服务的当事人，SFBT咨询师仍然采取着未知的姿态以及身后一步引导的方式来与当事人工作，并抱持一贯的态度：

* 任何当事人对自身及所在环境的知觉，在当事人的参照架构之下，都是有其道理的。
* 相信当事人是有能力精确地觉知周遭的一切，并且对他们的知觉进行有意义的陈述。
* 信任当事人是有胜任能力的，即使他们所告知的观察是一下子令人难以置信的信息。

SFBT咨询师的工作即是，针对当事人尚未让咨询师理解的知觉之处，尊重地提出问句，而让当事人有机会向咨询师负责任地解释他的个人知觉。其中，当事人对他们本身和外在环境的知觉或理解，以及当事人对于他们想要什么目标的知觉，是最为重要的。例如针对当事人说"我书读得少一点的话，在学校的表现会比较好"，咨询师则可回应：

"当你书读得比较少时，发生了什么事，而让你知道你的表现是比较好呢？"

"书读得比较少，是如何帮助你的呢？"

如果当事人想要的目标不利于他们时，咨询师仍以一致的态度，纳入当事人的语言进行反应：

"你的生活中发生了什么而告诉你，'继续赌博'对你是有好处的？"

"是什么告诉你，这对你的家庭是会有帮助的？"

或许也可以借由关系问句的询问，激发当事人再次思考什么是他真正想要的：

"假设我问你的妻子，如果你继续喝酒，对你的家庭会有什么好处，你认为她会怎么回答？""你的小孩又会如何回答？"

"当你太太知道你辞职时，她会有什么反应？""她可能会做什么？""这对你又会有什么影响？"

"如果你不来上学了，你的好朋友会有多想你，会有多担心你？"

当然，咨询师也可以从改变对他人的影响或他人协助来提醒当事人：

　　"如果你决定不辞职了，你的同事会有多开心？""他们的开心对你又有何影响？"

　　"如果你决定不休学了，谁会最开心？""他何以会最开心呢？"

　　由于这些重要他人是当事人所看重的，连带他们的意见与反应，也会是当事人重视的，因而较易打动当事人本来执着的心。有趣的是，当这些意见从当事人通过重要他人立场说出时，效果往往最好；而这些意见若是咨询师直接提出来的话，反倒会使当事人认为是咨询师在找麻烦。

　　注意到当事人是如何进入这个咨询服务系统会是很重要的事，因为这对当事人会如何看待问题，以及认为什么事或人需要改变，扮演了一个很重要的角色。被周遭的人要求来见咨询师的当事人，时常会带着某种被给予的命令，并要求他们完成——停止赌博或喝酒、找到工作、当个好太太、去上学等诸如此类的事。这些当事人通常会觉得，他们没有被给予空间来选择目标的内容或达成目标的方法，并视这些命令是没有理由的惩罚，是不公平的，或是某人试图找碴的证据，所以，对于被迫来谈的反应自然是：抗战、抗拒和产生想要破坏其他人企图控制的举动。而这些反应，是 SFBT 咨询师可想而知的，可展现关怀、接纳的态度。若当事人有机会先谈被转介历程的不悦，而非自身错误，是较为容易开始展开诉说的。

在此同时,转介者的目标,尤其是具有法律效应的规定,往往具有不得不服从的强制性,因而谈论转介者目标以及如何帮助当事人面对之(如讨论"需要变成什么样子,就可以再次自由"),咨询师的角色功能将更被当事人所接受。例如:

"那么,是什么想法让你的母亲要你来这里与我说话,她认为这是对你有用还是对她有用呢?"

"你被送来这里是因为(某人)希望你有什么不同?""他对你的安心与关心,对你重要吗?""如何使他安心?"

"他会觉得,如果发生了什么事,会对你是有帮助的?"

"若发生了什么,他就会真的相信你已经有所改变了?"

"你要如何才可以离开这里,不用再来?""你至少有什么改变时,送你来的人就会同意你不用再来?""你必须有些什么改变,就可相信自己不用再来了?"

或者,咨询师也可直接提出所知的机构结案标准(Berg & Steiner,2003)让当事人了解,以提高愿意合作的程度,也促进当事人对于现实感的增加。当然,此时咨询师要记得,其所提出的标准需是正向、所欲的、可具体评量以及当事人做得到的结案标准,而且若能从这些结案标准中找到当事人同意之处开始推进,将易激发当事人自身愿意改变的动力。例如:

"你同意老板要你来晤谈的理由吗?""怎么说呢?"

"在法院要你改变的项目中,哪些你也觉得改变了,对你、对孩子是比较好的?"

　　虽然当事人与咨询师都需要理解强制转介者的目标,不过,咨询师需特别注意:千万不要太受到转介者的期待影响而变得躁进,或者处于一直要当事人遵照转介者目标的立场,因为这很容易让当事人更坚信咨询师是转介者的盟友,或是"官方派来间谍"或"转介者打手"。咨询师需要站稳"中立"的位置,并从当事人愤怒或不合作的表达中,注意同理地倾听当事人一点点的意愿所在(许维素,2009 & 2014)。

六、晤谈开场即轻敲解决式谈话的大门

　　开场便询问当事人:"今日来想要有何不同""最想先改变什么"等的问句,即是 SFBT 与其他派别不同之处。SFBT 不会沉溺于问题导向的谈话,即使对处于危机或高度困扰的当事人来说,问题导向的谈话不见得会带来情绪抒发的效果,反而会更让当事人整个陷入忧虑的思维中或觉得整个被事件淹没了。实际上,询问当事人"在目前如此痛苦的情况下,希望此刻能有的一点小改变是什么(即使是很小很小的改变)"的目标形塑问句,一如询问当事人"你希望我如何可以对你有所帮助"的问句一样,同时传递着当事人对自己的未来仍可拥有一些掌控力的重要讯息。这对一个处于困境或危机中的当事人来说是非常

重要的,也往往是他们立即需要获得的稳定力量。

其实,对于所有的当事人,特别是看似抗拒或无意于改变的当事人开始晤谈的工作,SFBT 最重要的指导方针是:

* 假定当事人有一个好的理由会如此去思考和行动。
* 保留咨询师的评断。对当事人知觉背后的谨慎与保护性态度表示接纳与理解。
* 记得问当事人,就他的知觉,什么是他最关注的焦点,或什么是他最想要的,并接纳当事人的回答。
* 使用未知态度的问句。存在于未知态度的问句的暗示性是:咨询师有意愿接纳对方对于这个问句的观点。
* 倾听和回应当事人所使用的语言,而不是试图以咨询师的说话方式去修改当事人的语句。
* 相信当事人目前的状态与咨询师的关系会随时改变;若当事人找到自己目前想要先行突破的目标以及看到自身拥有的资源,将会渐进地投入于咨询合作之中。

综上所述,在开场阶段,在理解、共情、支持当事人各种主观知觉与反应的同时,大量使用目标形塑的未知态度问句,将能协助当事人开始知觉与形成生命的各种可能性,并能提高当事人的自信与情绪稳定度,而愿意开始采取行动改善现状。由于 SFBT 信任当事人拥有着知道自己想要什么的能力与动力，也具有可应对困境的韧性与优势力量，因而面对新来谈的当事人，咨询师并不会自动跳跃到理论上认为应该如何推进当事人改变的方式与方向，也不会一味引导当事人建构咨询师自行设定的目标，反而会很"同步"地跟随当事人"目前"的状态，探问当事人"此刻"心中的愿望而尊重之。SFBT 期待通过盼望和行动的元素，以及逐步建构解决之道的历程，让当事人逐渐重拾对生命合理的掌控感与希望感（许维素，2009，2013 & 2014）!

案例对话与反思活动

咨询师：今天来到这里，如果咨询能让你有收获，你最大的期待会是什么？

当事人：我觉得我很心烦啊，睡眠也不太好啊。

咨询师：所以你希望你的心烦与睡眠能有所改善。

当事人：是啊，老睡不好，人也烦躁。

咨询师：老睡不好、人烦躁是指什么样的情况？可以再多说一点吗？

当事人：就是我工作回来，然后该睡了，也睡不着，就一直在床上翻来翻去。睡着了好像也没睡好。

咨询师：一般没睡或没睡好都会对人有影响。对你来说，特别会影响你的地方是什么？

当事人：我没睡饱，隔天遇到工作的事情特别心烦，然后容易发脾气，乱骂我的秘书。我觉得很不应该。

咨询师：所以，你不希望目前睡眠的情况继续，也希望自己在工作上的情况能够改善。

当事人：是啊，我是总经理啊，这么没风度。而且我也开始担心身体的健康。我想改善睡眠，心情啊，工作啊，应该就会顺利些。

咨询师：你对自己的工作、身体、心情很多的观察与反省，好像也已经知道这跟睡眠的改善很有关系。那么，你注意到自己没有睡好有多久了呢？

当事人：嗯，已经有三个月了。最近这三个月比较严重。

咨询师：看到你其实很能关注到自己身心的变化，很敏锐的。对于你改善睡眠的情况，你曾经尝试过哪些方法呢？

当事人：当然有啊，我试着放放音乐啊，先泡澡啊，喝牛奶啊，什么的。

咨询师：哇，你尝试了一些方法呢。你怎么能想到这些方法的？

当事人：就是上网查，也问了一些朋友。

咨询师：你很有行动力啊。这些方法效果如何？

当事人：也不是说没有啦，就是效果也不大。

咨询师：那是怎么样的效果呢？

当事人：我放松了些。但是，我越放松就越想到工作的事情。

咨询师：工作的事情？

当事人：对啊，我都躺在床上了，还一直想工作的事情，然后再爬起来做笔记要交代需要完成的事情，然后就更不容易入睡。唉。

咨询师：但是，也看到你很有责任心，很想把工作做好。

当事人：没办法啊。人在江湖，身不由己。

咨询师：要当总经理还真是不容易的事情啊。

当事人：这倒是真的，我们公司一直在扩大，事情很多的。

咨询师：那我先岔开一下话题。我可以了解一下你是怎么当上这个总经理的吗？

当事人：我很努力的，我以前日以继夜地工作啊。

咨询师：哦，你很努力、很付出。那么，在老板眼中你是一个什么样的员工，愿意提拔你当总经理？

当事人：啊，没想过。哦……认真负责吧，像刚刚这样讲，然后我单身，工作时间可以很长。

咨询师：你能花长时间投入你的工作，很认真负责。我想也一定很有能力、能胜任吧。

当事人：是啊，应该吧。

咨询师：可以问一下你都几点工作回家？几点认为该睡觉了？

当事人：我都得工作到十点多，我是公司的总经理，常得加班或应酬，回来弄一下，十二点一点了。只是，我不想再像以前一直熬夜伤身体，我想一点也该睡了，但就是睡不着。

咨询师：你工作时间很长呢，但你也开始懂得保护自己身体，觉得应该改变一直熬夜的习惯。

当事人：是啊，长时间熬夜总是不好。就是人很紧绷，随时随地待命状态，人总不能长久这样。

咨询师：所以你觉得什么样的状态比较长久呢？

当事人：嗯……嗯，总要能休息、放松，才能有弹性，才有爆发力。

咨询师：如果你能变得能休息、放松，才能有弹性，才有爆发力，在上班的情况会有什么不同？

当事人：会更有效率，会有更好的表现！

咨询师：所以放松、休息后，会更能有弹性、爆发力，然后更有效率、有好表现。

当事人：是啊。

咨询师：这一段时间内，有没有睡眠比较好的时候呢？

当事人：应该就是有做点放松的事情时好一点，但是，还是就那么一点点。我知道我应该要彻底改变，但总觉得做不来。老师，你看我有没有得什么焦虑症啊？

　　咨询师：是什么让你觉得你有焦虑症呢？

　　当事人：我上网查的啊。我睡不着，很焦躁啊。

　　咨询师：你真的是很能面对问题、很有行动力的人。

　　当事人：是啊，这是我个人的一个优势呢。

　　咨询师：当你看到自己有什么不一样时，就知道自己不用再担心自己会是焦虑症。

　　当事人：就是不会一直担心工作，不会睡不着觉。像刚才说的，能休息、能放松、不是一直挂心工作。

　　咨询师：我们来整体地归纳一下你的状况。如果能休息、能放松、不一直挂心工作，在一个 10 分刻度的量尺上，是代表 10 分的位置，1 分是你担心自己过于焦虑、睡不好、心烦，那么你在几分的位置？

　　当事人：4 分。

　　咨询师：怎么说 4 分呢？

　　当事人：我还是睡的，我试了一些方法，刚刚说的那些，有点用，我一直提醒自己要放松。

　　咨询师：当你变成 5 分时，你会注意到自己有什么不同？

　　当事人：就是不那么记挂工作的事情。对，老师，我太记挂工作了。

咨询师：看起来，记挂工作，包括在乎表现与升迁。好像睡眠、心情、脾气、身体、记挂工作，是相互影响的。

当事人：是的，是循环的啊。

咨询师：那么你觉得哪一个问题先处理，会对其他问题的解决更有帮助？

当事人：讲到这里，应该是记挂工作。对，这个应先改变。

咨询师：发现这个对你有些什么意义呢？

当事人：就是我挂心工作，我就会自己打断睡意，爬起来做事。

咨询师：挂心代表你在意你的工作。那么你希望自己的挂心工作与睡眠调整成什么样子比较好呢？

当事人：就是白天好好上班，晚上该睡就睡。但是 …… 我突然想到，因为我老板最近说会从我们这些经理等级的人中选几个调至新公司再提拔，我很希望自己不要错过这机会。

咨询师：这个机会你很在乎，你也注意到这影响了你。

当事人：是啊，唉，我知道我自己太在乎工作的表现，以及职位的升迁了。这实在太影响我的睡眠了，何必呢！

咨询师：这是很重要的发现。

当事人：是啊。

咨询师：但是，你刚刚也提到，有好的睡眠才有好的体力、弹性、爆发力，也才会有好的表现。

当事人：我知道，对……可是这次的升迁我有些担心，竞争的人太多了，而我的年资最浅，已经升迁最快了，我担心……

咨询师自我反思

1. 担任咨询师时，我曾经在晤谈一开场遭遇什么样的困难？后来如何有效突破？

2. 在上述的案例对话逐字稿中，我看到了晤谈开场的哪些原则？哪些原则对现在的我在进行咨询开场时会有帮助？

3. 针对上述的晤谈开场过程，我还可以采用什么 SFBT 不同的回应技巧或开放式问句？

4. 根据上述的案例对话，我可以用什么 SFBT 的技巧接续晤谈？

5. 对于不同来谈状态的当事人，会对我造成什么影响？我如何对于所有当事人保持 SFBT 咨询师对当事人的信任与开放姿态？

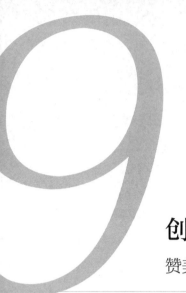

创造改变的动能

赞美的充分运用

欣赏与赞美是 SFBT 晤谈的基调。在当事人能看到自己的优点、资源、成功时,其自尊感会立刻提高,面对问题的困难感或改变的恐惧感就会降低,对于问题常会产生新的正向观点,也会更愿意着手处理面临的困境。

欣赏与赞美是SFBT晤谈的基调。

为了协助当事人解决问题，当事人身上既存的优点、过去的成功等例外经验，是最能优先用来帮助他自己的优势资源；而赞美技巧的使用，将能帮助当事人觉察、意识、强化这些个人的优势所在。奇妙的是，在当事人能看到自己的优点、资源、成功时，其自尊感会立刻提高，面对问题的畏难情绪或改变的恐惧感就会降低，对于问题常会产生新的正向观点，也会更愿意着手处理面临的困境。

往往，当咨询师能先赞美当事人的优势，再来讨论当事人的问题或困境时，当事人就仿若能站在自身例外经验的基础之上来面对问题，不易使当事人产生深陷于困境或被痛苦淹没的窒息困顿感之中，反而会让当事人更有能量地去承担痛苦并发展解决之道。更为重要的是，通过赞美，若当事人能针对来谈议题与目标，更能意识化地多方应用本身优势、更懂得如何善用既有资源，将容易促进当事人突破目前困境，并真实地提升个人的自我效能感（许维素2013 & 2014）。

除了SFBT例外架构的重要性，关于赞美的功能与重要性、进行赞美的原则以及技术，是SFBT咨询师必须具备的基本重要专业技能。

一、通过赞美，建立正向运作气氛与合作咨询关系

话题的顺序是很重要的。想想看，在一开始进行晤谈时，咨询师好奇的是当事人的优点，会和一开始就直接点出当事人的问题，有什么差异？——晤谈气氛不同，咨询关系就不同。若咨询师能在晤谈之初选择先赞美当事人，当事人容易感受到咨询师的善意与欣赏，往往更容易信任咨询师，而会有更多的表露与倾吐。亦即，SFBT咨询师常在咨询一开场，会先询问当事人一些生活中例行的、简单的事物，如居住的地点、任职的机构，让当事人容易回应；开启兴趣、嗜好、人脉等的话题，如对艺术的鉴赏、运动的爱好，会让晤谈的气氛是轻松有趣的；而从当事人愿意吐露的主题为起点，将使当事人体会一份关怀、尊重。凡此种种，不仅能让咨询师了解当事人看重的人、事、物，又能立即找到可以赞美当事人之处。这样开场，将会创造一种"正向运作"的气氛，而有助于后续晤谈的顺利进行（Steiner，2005）。

具体制造赞美的方式，例如：咨询师会询问当事人，喜欢做什么运动，会跟谁一起去，何时去，彼此的默契如何。然后再询问：在球友眼中，他是一个具有什么样优点的人？或者，可问当事人有什么喜欢的电影明星，询问他喜欢的理由，再称赞他的品位与眼光（de Jong & Berg，2012）。咨询师还可以对非自愿来

谈的当事人说:"知道你很忙,如果你不被叫来这里,你会做些什么事情呢?你喜欢做什么事情呢?"(Berg & Steiner, 2003)。甚至,咨询师会直接邀请当事人分享关于他的一些正面表现(如业绩、专长)是如何做到的(Macdonald, 2007)。必要时,咨询师也可以在基本资料表格中加入成功向度清单,让当事人预约时即直接填写关于个人成就、休闲、解决压力的方式等内容,在晤谈开场时,再与当事人一一讨论;对于理解程度较低的当事人,则可将表格清单清楚列出选项,而让当事人直接标示有无或程度,并再邀请其分享填写的理由。当然咨询师会不断伺机以振奋性引导询问:"你是怎么做到的?"

倘若咨询师已与当事人有过互动的经验,不少咨询师也会在开始处理当事人的问题行为之前,选择以赞美当事人"平日的""之前的"良好表现来建立关系,意图引发当事人的合作,并尝试了解当事人这次所谓犯错行为背后的理由。例如:"你平日是一个很有义气、理性的人。今天会与人争执,甚至会动手,一定有特别的原因,你可以告诉我吗?"当然,这不仅是一种策略,更是对当事人表达了全貌性的认识、接纳、理解与关怀。咨询师在处理当事人所谓犯错或不当行为时,要能记得当事人原有之好,这不仅可避免负向标签,也可提醒当事人是有能力为自己负责的。

一如物质滥用的当事人,能够再次走进咨询室,咨询师并不会以检讨上次戒瘾何以失败为开场主轴,而是会以"当事人愿意复原或愿意再次面对自己"的框架,欣赏地开启晤谈。同时,也会探询这次来晤谈之前,当事人已经有的"晤谈前的改变";因为若能与当事人会谈前就在预约电话中邀请当事人记录晤谈前的改变,并在第一次会谈时在赞美中进行讨论,将有可能增进晤谈成功的可能性。

不少咨询师会期待当事人能非常接受或喜爱自己,因而对于当事人的不敬态度会特别难受。然而,咨询师不要忘了,在当事人属于非自愿接受辅导的状态时,很有可能是把咨询师视为"对立的敌人代表"。虽然,先赞美当事人,将可大大展现咨询师的善意,然而,当事人也需要时间来信任咨询师或接受咨询专业的协助。所以,一开始,只要当事人有"愿意尝试合作"的态度,就可以大大给予强化,而此时即已经在"开始"进行咨询辅导了,无须期待或等待亲密关系建立后,才开始工作。这样的信念,也正是SFBT强调建立合作关系的关键。

因此,启动轻松、容易回答的对话模式,制造赞美当事人的话题,创造正向和谐的气氛,都是SFBT晤谈的开场要素。

二、充分赞美的可贵

在看到当事人的优点或进步时,当事人身边不少人会赞美

当事人，但是，多会一语带过。例如，面对该月业绩第二名的当
事人，上司可能说这次表现得不错，但是下次还可以加油变成
第一名；面对考五科 100 分、一科 60 分的青少年当事人，家长
在匆匆赞美一句："有五科 100 分很难得"后，就会急于跟当事
人探讨为何那一科会 60 分。又例如，周围的一些人经常会以"虽
然你很努力，但是你目前的人际关系还是不好"的这种方式来
表示赞美，但是当事人听到的可能是对方的指责。亦即，这一
类回应方式也可算是赞美，但是却没有"充分地"赞美。

　　值得咨询师思考的是，如果一位学生今日打人，周围的成
人会找他来教训一番；十日后这位学生又打人了，大家也多会
生气地再次找他来辅导。但是，在这十天中，周围的成人会有
什么反应或处理？ —— 是的，常没有反应。然而，这十天，这位
学生是停止打人的，这样算不算是一种"进步"？倘若咨询师及
周围的人并不把当事人没有打人的行为看作理所当然的行为，
而能改为对当事人这样的小进步，予以大大赞美与强化，那么
当事人又可能会有什么转变？或者，如果大家能深入了解当事
人在这十日都做得到不打人的原因，或者他曾想打人却能控制
自己不动手的方式，又会对他有何助益？

　　所谓"充分地"赞美，就是对当事人"所有的"努力与优势，
都能"对等地"赞美之。要能做到充分地赞美，咨询师需检查自
己认为值得赞美的向度与程度为何，也需要反思如何能够看到

如"停止做错，就是开始做对的第一步"这种小小的美好表现。

对不少咨询师来说，赞美当事人并不容易，而要观察到可以赞美的向度，也需要不断练习。若当事人抱怨着说："我很担心我爸妈这样吵下去，我已经是大学生了，我看得懂他们在吵什么，这样吵对家庭、对他们的婚姻都很不好。我爸爸几乎都住在公司里面不回家了，这样下去还得了。我之前是不想管，但这次过年回家觉得他们太夸张了。我知道我自己为人子女也没有做得多好，但是我想应该要找他们谈一谈。不过我担心的是，我爸妈还把我当小孩子，认为我没有发言的权力。之前他们就说过，大人的事情小孩别管。但是，他们做得像大人吗？真的是让我很担心啊！"咨询师可以尝试赞美的向度，如：

* 赞美当事人能对问题有初步的看法或分析。

* 肯定当事人对特定人、事、物的用心或关怀。

* 赞美当事人能从问题找到一个重要的思考方向，尽管暂时还不知如何做。

* 肯定当事人的目标是有其意义的。

* 支持当事人提出的议题，是常见的困境。

* 肯定当事人的担忧是其道理存在的。

* 肯定当事人能看得到困境存在的敏锐度以及想要突破的意愿。

＊　肯定当事人虽知道自己并非完美，但很真实地面对自己。
＊　肯定当事人任何的思考与观察，或可成为后续行动方向。

　　因此，咨询师需多加关注并对当事人行为细节的小小改变做出反应且充分赞美之。因为当事人的小小进展容易为众人所忽略，却可能正是其改变之大大契机。而且，倘若当事人懂得如何多做对的行为，不当行为的发生比例即会降低。所以，SFBT 咨询师不是以点破恶性循环为目的，而是逆向思考地致力推动当事人改变成正向循环，而自然地停止恶性循环。所以，SFBT 咨询师多会优先开发当事人"为什么能做对"之例外的相关决定历程、方法步骤、过程细节、结果效应等方面，并加以大大赞美。

三、不同赞美形态的灵活运用

　　赞美是 SFBT 核心的思维。对当事人常有惊奇和戏剧性的效果。

　　赞美是肯定当事人本身，对其为建立有效解决方法所做的努力表示佩服。赞美也能支持与证实当事人的成功，并巩固这些成功。赞美使人有一种自由性，可以恢复当事人的尊严，并且确认与肯定自己的需求。赞美还可以强化目标、例外、与解

决之道的关系。例如:

* 赞美不仅能创造希望,也暗示当事人:他们对目标的答案,是借由他们自己成功的例外和力量来执行与发现的。
* 赞美还能确认与强调对当事人来说什么才是最重要的部分,即使他目前是处于危机中。
* 赞美除了表达对当事人的肯定、指出让咨询师印象深刻之处,也表示了咨询师认可对当事人来说什么是重要的目标或好的选择。
* 直接肯定当事人做了一些有助于其达成目标或降低问题严重性的有效行为,表达了咨询师对当事人胜任能力的假设与确认。

所以,SFBT 咨询师在证实当事人拥有的力量及新近成功的同时,会接着请当事人多注意且提醒当事人还有什么人、事、物及行动,可能可以帮助他应对目前的困境,或建议当事人"继续多做"能稳定目前情况的各种有帮助的行动。

为发挥赞美的效益,赞美的形式至少有以下三种。

(一)直接赞美点出优势所在

当发现当事人可贵之处,咨询师便可以清楚地提出并直接

赞美之,如:"你真是一个努力不懈的人。"直接赞美的基本格式为:

(1)表示惊叹(语言或态度的肯定);

(2)举出客观事实(以有力说服);

(3)加入正向形容词(需符合当事人文化与价值观);

(4)"这是很困难的,因为 ……"(陈述难能可贵之处)

一般的当事人会倾向于对咨询师的赞美充满好奇而感到愉悦。对于非自愿前来的当事人,赞美其愿意前来以及截至目前已经做的努力,是表达善意的开场。对一直诉苦的当事人,指出在他们的经验中,有一些可以作为解决之道的关键线索,显示了他们的智慧,将转化其愤怒的情绪。而对处于危机中的当事人,先赞叹他们已经做到令人佩服的努力,目前的情况已为难得的成果,常会产生理解当事人及宽慰人心的效果,甚至让当事人开始放松、深呼吸、落泪(de Jong & Berg, 2012; Macdonald, 2011)。

有时,对于极度受苦的当事人(如受到虐待者),除了可以直接赞美,还可以把当事人表现出的优势之处,当场用纸笔逐条写下来,借此强化与暗示这些被赞美之处是如此重要、如此有效,同时,也表示了当事人的努力是特别具有意义、特别存在价值,以及特别值得肯定的(Berg & Dolan, 2001)。

假使当事人对于直接赞美的反应不是很正面,咨询师也可降低赞美的强度，改以客观平静地指出与描述当事人已经做到的行为：“我看到你做到了……”使当事人至少知道咨询师已经关注他身上的特定行为，或可增加当事人接受赞美的可能性。

（二）自我赞美促发意识化的后续行动

不少咨询师多能赞美当事人的良好与进步，但是何以有时赞美当事人的效益无法维持或发挥更大作用呢？这可能是因为当事人面对咨询师的直接赞美，可能会认为这优点不是什么了不起的事，或者，并不符合其文化的价值，而不被其他人所同意与认可。甚至，当事人可能猜想咨询师只是日行一善，并没有把这些赞美放在心上。因而，“直接赞美”的内容很容易被当事人在心中驳回。

为了真正达到赞美的效能，咨询师可以试着针对发掘到的当事人优点，在直接赞美的格式之后，再加一个问句，询问当事人“你是怎么做到的”（即振奋性引导），并逐步邀请其清楚回答做到的方法、步骤或背后的信念。而此，即是一种“自我赞美”的技巧（de Jong & Berg, 2012）。

咨询师可以试着比较“直接赞美当事人”和“引导当事人自我赞美”的效果差异。咨询师将会发现，当事人为了回答“你是怎么做到的？”的问句，必须先同意咨询师所提问句的立场，即接受自己确实拥有该优点。而当其能说出自己在内心或行动上是如何执行时，就会从心中真正收下咨询师的赞美而产生被赞美的效果。同时，在当事人说明了自己如何能做到某种对的行为的方法与背后信念时，这份思索与说明的过程，也将促进当事人在日后更易有意识地再次使用这些提及的方法，或再度强化其所提及的信念。亦即，自我赞美的方式能提供当事人对其有效行为产生回顾、反思与再复制的效果。

举例而言，咨询师针对平日容易向同事发怒的当事人，赞美地问他在这次与同事的互动中是"怎么做到没有发怒的"。若当事人的回答是"想到家人会担心、生气"等，则可肯定当事人开始可以想到后果而产生一种克制力。咨询师可以大大停留询问当事人如何产生此克制力的具体策略，以能于日后再次想起。除此之外，咨询师也可接着询问当事人"家人担心生气，对你为何这么重要"，那么就可以深入了解当事人在乎的力量而再多强化之，以使当事人克制发怒的可能性再提高。

因此，发挥赞美效益最有效的做法之一，就是多以振奋性引导询问"你是怎么做到的"的自我赞美。咨询师若能在当事人有良好表现、有所进步之处，充分探讨、多加停留关注相关人、事、时、地、物的细节，将能让当事人感受到咨询师对他这个人是善意的、想帮助他的，对于他的优点与进步是真的关心、有兴趣的。更可贵的是，在此番赞美的过程中，多会提升当事人的自信心，也多能促使当事人更加关注自己的优点，更加明白自己为何能有此表现。如此一来，当事人重复表现良善行为的概率、推进进步的可能性将会大大增加！

（三）间接赞美诱发巩固优势的人际力量

在探询当事人优势或发现当事人有小小进展时，咨询师还可以从他人的眼光，来间接赞美当事人一番：

"如果你的父亲知道你在学校愿意开始读书了，他会有多开心？他会称赞你些什么？"

"对于你的业绩进步，你的上司会如何称赞你？"

"如果你的太太知道你这么尽力在找新工作，她会觉得有多宽慰？""当她知道时，她对你的反应会有什么不一样？"

"你的同事看到你不再轻易发怒了，对你的看法或态度会有何改变？"

亦即，除了询问当事人他是怎么做到的之外，咨询师也可以运用关系问句来引导当事人思考，从别人的角度可能会看到的改变，以及会表达的赞许与欣赏。往往，这个重要他人比咨询师更了解当事人，且其与当事人既有的关系与情感，会使当事人更容易接受且感动于这份赞美。因而，间接赞美会促发当事人与重要他人之间的互动情感，让当事人好不容易拥有的优点与改进，能因在乎的重要他人之看重而有所巩固，并能成为维持当事人继续改变的意愿与动力。

万一当事人不认为别人能理解、欣赏他，咨询师则可使用假设问句，尝试引发当事人的优势觉察与改变意愿：

"如果你的同学有一天终于认识你内心对他们的关怀，你想他们会有何不同？"

"如果你有一天拥有一位知心好友了，你猜他会说他最欣赏你什么地方？"

"如果你家养着一条金鱼，总是安静地在水族箱里观察你，你觉得它会说当你一个人独处时，你身上什么优点是表现无遗的呢？"

此外，咨询师若看到当事人有其优势与优点时，也可问其从何处学来，而找到对当事人来说相当重要的支持者：

"你很会做菜，是跟谁学的？"

"他如果知道你这么会做菜了，他会开心地说些什么？"

或者，咨询师可以直接问，谁与当事人的关系最好，最理解他、最欣赏他，以能选用适合的对象来发展运用关系问句的间接赞美。例如：

"谁对你的改变会十分开心，早就期待你能做到？"

"有谁早就相信你一定可以走过来，所以对你的改变一点都不会觉得讶异？"

四、赞美须合于现实与伦理原则

当回想被赞美的经验时，每个人都是愉快的，因为赞美会带给人自尊，而自尊是一个人基本的需求（de Jong & Berg, 2012）。一个人的自信高低和快乐与否，常取决于他在生活中被赞美的次数；而成功与被赞美的经验，甚至会成为一个人生命强度的保护因子。

然而，不少人会担心，赞美当事人，是否会造成当事人的骄傲自大，或者错误地增强当事人不当行为的心理？但是，两难的是，不赞美当事人又难以提升其自信。其实，如何赞美当事人是一种艺术，并有以下几个注意事项（许维素，2009 & 2013）：

（一）符合事实且不浮夸

"哇！你的业绩很好，你一定是'全世界'最棒的推销员！"的确，这样的赞美虽然带来鼓舞效益，但会有浮夸的危险，可能让当事人变得自以为是，也可能使当事人觉得这份赞美只是在敷衍他。

"你的业绩很棒啊，在你们公司是排在前三名的！很不容易的！"这样的赞美会是较佳的选择。赞美要如何变得实在呢？即根据现实客观的"事实"，平实地加以描述之。如此，才能说服当事人相信赞美的事项是存在的，当然也才能使当事人真正认识客观的自己,而不至于骄傲自满。

（二）非未来期待式的表达

"哇！你的成绩很不错哦,以后一定可以赚大钱！"这样的句子到底算不算赞美？——只有一半是。前半句是赞美,后半句是期许。期许,不算是纯然的赞美,是一种认为当事人未来能够或应该表现得更好的表达。对有些当事人来说,他们会解读这样的期待为一种看重；但是,对有些当事人来说,期待则意味着对方认为他目前还不够好,而易产生内心的压力。

因此,赞美是以当事人"已经做到的表现""已经存在的优势"为肯定的素材,而非遥指尚未发生的未来成就。

（三）正向词汇的文化思考

"你做事会瞻前顾后的,让我觉得你真是一个'保守'的人啊！""你写错字时都会擦掉重写,让我觉得你真是一个'完美主义者'！"像这样的赞美方式,由于用字遣词的内容在文化上的含义之故,反而像是一种讥讽。

"你做事都会三思而后行,让我觉得你真是一个'谨慎'的人。""你做事真的都很尽力,想做到最好。"这些会是在决定赞美别人时一个比较好的选择。咨询师在赞美当事人时,需注意该形容词在文化上的意义,以免弄巧成拙。即使如此,咨询师还需要有心理准备，当事人不见得会同意你的赞美。例如赞美青少年当事人能够控制打人的冲动，但这名青少年反而认为这其实是一种"懦弱"的表现。

词汇选择往往反映着咨询师的价值观，咨询师要更为弹性、多元地思考什么叫作"好"，以及就当事人的生活脉络而言，在他的价值观中又特别看重什么。

当然，当咨询师提供当事人赞美时，需看看他们的反应。咨询师也需要注意各地文化对于赞美次数、强度与向度的接受度，而再修改其表达的方式，因为赞美最重要的是传递：相信当事人可以运用自己的例外与优势来产生改变的一份希望与信任。

（四）配合彼此的情绪脉络

对于处在困难或危机中的当事人，要提出正向赞美时，千万别忘了，当事人正处于负向的困境与情绪中，所以咨询师除了持续秉持信任当事人仍有可能已经找到资源来应对困境的态度之外，还需贴近当事人高涨的负向情绪，持续紧密地跟随当事人、注意着当事人面对挑战的难能可贵之处，然后，再谨慎地选用合适于当事人情绪状态的向度以及当事人目前能接受的词汇，尝试提出一个赞美的可能，并观察与尊重当事人的接受程度（Fiske, 2008）。

此外，咨询师也无须勉强自己，需要尊重自己的情绪状态。如果真的认为当事人的表现不是一个优点，就可以选择不说。或者，咨询师可以选择一个自己也认同的层面与程度即可。例如，对于希望找到工作但却一直未积极作为的父亲，咨询师可赞美其存在的动机，如："我看到你一直把养家糊口'放在心上'，也一直'想要'找工作。"毕竟，"真诚"的赞美，才会真正具有感人与强化的力量！

（五）合于心理健康、法律与伦理的规范

咨询师的赞美是希望强化当事人某些具有"建设性"的行为，使之继续产生。虽然咨询师赞美当事人的角度应放宽、多元化，以看到当事人优异成就以外的努力、挣扎、用心、尝试、愿意学习等小小例外，但是，若当事人所做的行为是违反心理健康、法律、伦理的，仍不适合被赞美；否则，赞美不仅变成一种讽刺，甚至会强化当事人的不当行为。

诸如："你反应真快，好懂得如何捉弄下属！""你好有力气，好会打架哦！""你怎么这么厉害，怎么割腕都割不死自己？"都是不当的赞美。相对于前，咨询师可选择赞美的方式是：

"你希望能提醒下属，是很难得的。"

"你想要保护自己是有意义的。"

"显然，你并不想失去自己的生命，这是很可贵的。"

因此，须谨慎考虑如何扩大赞美当事人和选择赞美的向度。是否要赞美、合宜度为何及其可能的效果，确实是咨询师需要多加思量与斟酌之处。亦即，咨询师的赞美是有"界线"的，不要让当事人强化了他"加害者"或"受害者"的角色，亦不可不当地增强了当事人不符合法律、心理健康和伦理行为的心理。

五、维持赞美的晤谈基调

SFBT 的赞美要发挥例外架构的效益，所以，SFBT 的赞美不仅是用来安慰当事人，或表示当事人有此优点而已。SFBT其实想要从当事人的生活情境与生命脉络中，充分发掘当事人的优势力量、有效方法、成功经验和小小进展，使当事人能够觉察而加以应用，并促成当事人来谈目标的达成。

当咨询师协助当事人发掘并赞美他的种种资源后，记得要引导当事人更为"意识化"自己是如何产生或运作这些优势力量与有效方法的，或者需要讨论如何可再复制这些成功经验或小小进展，以能懂得持续巩固、掌握或发挥。所以，间接赞美与直接赞美即为穿针引线的工具。接着，咨询师便可询问当事人：若这优势力量或有效方法能够多做、多发挥，或能更懂得复制、巩固成功经验、小小进展，对于当事人的现状会有什么突破？可以改善当事人的来谈问题吗？对于达成他想要的目标，又会有何帮助? 若答案是肯定的,则鼓励当事人继续维持。通常,多做有效的、对的方法,能消融无效的疆域,甚至是,"多做对的,就没空做错的"了。

所以,虽然有其挑战性,但 SFBT 咨询师需要常提醒自己多方真心赞美当事人。克雷姆斯多尔夫(Kremsdorf)、斯莱特(Slate)、克兰西(Clancy)以及加西亚(Garcia)(2011)以下列问句,提醒咨询师在与连续多次来谈的当事人晤谈时,可持赋能导向的问句催化自己进入焦点解决工作脉络,并增加赞美当事人的机会。

1.洗涤

帮助自己用开放的心与每一位当事人接触,不让过去的经验影响自己,或对当事人产生预期或希望。

2.赋能

(1)将焦点放在进展上,询问"什么变好了"或"什么进行得不错",进而了解当事人具体做了些"什么",才让这些进展得以产生,并将焦点放在这些"什么"的细节上。

(2)了解当事人对于进展的想法。例如:"以 1 分到 10 分,你有多靠近你所谓康复? 你又是怎么做到的?"

(3)大大强调已经做到的,例如可回应当事人:"哇! 自从我们上次谈完后,你就开始去参加社区的活动了!"

(4)赞美当事人的进步,使用具体语言而非笼统的赞美。

（5）为下次的晤谈设立目标。例如："你现在自评为 6 分，如果做了什么,就会变成 7 分?"赞美当事人想到的方法。

（6）持续与当事人对话,因为他是自己生命中的专家。例如:"对于你能让这些事有所好转,你是怎么想的?""当上次被困住时,你做了些什么?""当 …… 什么会有些不同?"

（7）强化当事人的应对技巧,指出任何可注意到的优势,增强当事人对于现状应对技巧的使用。

（8）肯定优势。当事人提到最近的困难时,确认、肯定他的优势所在。例如:"虽然在发生车祸后,你遇到了很多困难和不顺心的事,但你到现在都没有放弃。"

（9）展现出对当事人的信心。例如:"听起来这是一段辛苦难熬的日子。在过去这样的处境中我看到你能度过,我相信,现在的你也有能力走过这段日子。"

（10）谈论当事人看重的角色。可能的话,与当事人谈论他看重的角色。例如:"听起来这个周末你花了很多时间在陪伴你的孩子,让他们开心。当你带他们去吃比萨时,孩子们有什么反应?""我猜当你愿意借朋友车时,他们一定非常开心,对吧?""当你 …… (朝目标一小步)时,你的朋友／老板／先生会先注意到什么?"

3. 讨论优势与技能

如果当事人认为自己需要额外的协助(例如:亲职教育、

放松技巧），则提供他们容易取得的有用资源（例如：和复健师会谈、找护士等）。如果他们不需要，则反映他们自身已经拥有的是什么优势，以及如何善加运用。

因此，SFBT的赞美需要的是咨询师真心的赞美，不是敷衍的宽慰。SFBT的赞美是在符合当事人价值与所看重的目标之下，强调当事人面对困难的勇气、决心以及所做出的努力，来支持当事人所做的有效方法，让当事人更觉察什么对他是最好的、有用的资源，那么，这些资源与优势，才能够成为当事人用来应对目前生活困境、创造生活美景的有效工具（许维素，2014）!

案例对话与反思活动

（来谈多次的当事人，稳定上学的困难是其主诉的问题）

当事人：跟我们之前谈了很多次一样啊。我一直害怕考试啊！像这次期末考，我一边考一边就怕死了。

咨询师：哇，那么你是怎么能让自己一边很害怕，但却又能同时坐在那里考试的呢？（引发自我赞美）

当事人：我也不知道啊，不然还能怎么办。我表姐就跟我说啊，就去考啊，乱写一通，总比没考没分数好！（无奈状）

咨询师：你表姐的意见对你有用啊！你很信任你表姐？

当事人：是啊，我们从小一起长大，她很了解我。这段时间我不是很能来学校上课，她一直会来陪我。(眼神变得温柔)

咨询师：她很关心你、在意你。

当事人：是啊。

咨询师：那么，如果我有机会问你的表姐，你这次是怎么能坐在那里考试的，你猜她会怎么说？(运用关系问句以间接赞美)

当事人：她会这样说，"对吧，我之前说的没错吧，别想这么多就对了！"

咨询师：还有呢？

当事人：我也不知道。

咨询师：嗯。我注意到，你很愿意接受你表姐的建议和鼓励。

当事人：是的。(稳定些)

咨询师：而你这一次是怎么决定又要再次相信表姐的意见，例如，乱写总比没分数好啊，别想这么多等等。(自我赞美，并让决定权和晤谈焦点回到当事人身上)

当事人：我怎么决定？……意思是……

咨询师：怎么判断说听她的话可能对自己比较好、比较有用？

当事人：我想她了解我，不会害我，一直想帮。她比我自己更相信我。（感动状）

咨询师：她了解到你什么，所以比你更相信自己？（再次尝试间接赞美，找寻优势）

当事人：我也不知道啊。她就是一直鼓励我去考试啊，叫我别慌张。

咨询师：在考试前大家都容易慌张的情况下，你是怎么能愿意，甚至是勇敢地真的决定听表姐的话，真的走进去考试？（再次尝试引发自我赞美）

当事人：就是死马当活马医。

咨询师：可以多说一点"死马当活马医"是什么意思吗？

当事人：就是，我想说，就算了，乱猜一下，搞不好猜对几题，就是别再去想以前成绩多好多好了。没有期末分数，会很麻烦的。（较平和地）

咨询师：所以更要去看清楚现在的情况，而且先让现在的情况不要更糟。（直接赞美当事人的现实感）

当事人：对对对，我表姐也是这样讲的。

咨询师：你知道吗，要从以前成绩很好的状态，变成要能面对现在的状况，并且先求不要更糟，这是需要很大的心理调整的。（直接赞美当事人的可贵改变）

当事人：真的吗？

咨询师：这是很不容易的。

当事人：是的，真的很不容易。我真的很伤心，自己以前成绩很好，现在变成这样。

咨询师：所以，这次期末考，你是怎么能够将自己的伤心、害怕摆在一边，而先采取让情况不更糟的行动的？（汇整前述的转变，再次引导当事人自己赞美其进展）

当事人：其实，就是，不得不接纳了现在的自己。

咨询师：是的，虽然是不得不，但是接纳现在的自己真的很不容易。（直接赞美当事人的可贵改变）

当事人：嗯。

咨询师：接纳了现在的自己，对你的帮助是什么？（强化进展的重要性）

当事人：我也不知道，至少是 …… 不再原地踏步。（思考状）

咨询师：如果有机会问你的表姐，她会说接纳你自己，会有什么帮助？（再次尝试间接赞美）

当事人：她会 …… 她会笑着说，你没有什么不好，功课不好，天又不会塌下来，找别的出路就是了。

咨询师：当你听到她这么说时，你的反应会是什么？

当事人：我希望自己能做到她对我说的这些话。

咨询师：你希望自己能做到她对你说的哪些话呢？

当事人：就是 …… 她之前也讲过了，我没有不好，人生的

出路很多,功课不好不是绝路,我要接纳自己、欣赏自己,不要再害怕、伤心,勇敢做自己,去找自己的出路。(眼神闪亮)

咨询师:哇,你真的记得你表姐讲的话,也希望自己真的能做到。(直接赞美当事人的优点与目标)

当事人:我真的……生病后,得忧郁症啊,一直在这样想啊。

咨询师:哇,如果有一天你真的做到了,你表姐的反应会是什么?

当事人:就是会很开心吧。

咨询师:还有呢?

当事人:我也不知道。(害羞状)

咨询师:如果以 1 分到 10 分的量尺,你有信心真的做到她说的话的,那分数是 10 分,1 分是很没有信心,你现在是几分的位置?

当事人:4 分吧。

咨询师:那么两个月前你刚来谈时,你那时是几分呢?

当事人:1 分,一点也不相信。

咨询师:哇,进步 3 分啊,很不容易啊!怎么做到的呢?(以评量问句,找寻进展而赞美之)

当事人:就是试了很多次,都有做到啦,虽然实在也没什么好赞美的。

咨询师：但至少，尝试的经验、成功的结果会让你更有信心。（联结与目标的关系）

当事人：对，尝试，还有看到成果，对我很重要。嗯……其实，我应该要一直多尝试的，不是一直原地打转。

咨询师：看起来你更清楚、更有决心。（再次直接赞美当事人的小小改变）

咨询师自我反思

1. 从上述案例中，赞美对此当事人发挥了什么功能？

2. 从上述案例中，我观察到了各种赞美方式如何穿插使用？如何与其他技巧组合运用？

3. 在平日的生活中，我是否容易赞美自己与他人？我的资源是什么？阻力是什么？

4. 如果我能多增加赞美自己与他人的次数，将会发生什么不同？

5. 担任咨询师时，我能怎样练习捕捉到当事人小小的优势或进展，并给予恰当而不过分的赞美？

10

拾起散落的光亮
一般化与重新建构的精髓掌握

一般化与重新建构是具有代表性的形塑技巧，是 SFBT 晤谈中的重要环节。一般化与重新建构的技巧回应，是一种深沉接纳、尊重与理解，是要能展现常态化、正常化、去病理化的接纳与正向框架的态度，考验着咨询师对处于不同生命阶段的当事人的反应和心境。

语言是治疗的基本工具。心理治疗晤谈的对话，之所以与一般谈话有所差别，正在于咨询师有意识地采用多样化的咨询技术来催化当事人改变的发生。由于SFBT将沟通与语言视为心理治疗的核心，并特别聚焦于如何推动当事人改变，其所使用的咨询语言是有关"如何改变"的语言（Froerer & Jordan，2013）。

在一般的咨询对话中，为催化当事人的改变，咨询师经常会复述、摘要、归纳或反映当事人的发言，这些技术被称为形塑。当咨询师采用形塑技巧来回应当事人的发言时，将会"转化"原本当事人的表述，包括选择省略当事人表述中的某些字，或对保留的内容进行一些增修或组合（Bavelas et al.，2010；Nelson & Thomas，2007）。所以，形塑的语言常具有暗示性，并将当事人置于特定的位置（Bavelas et al.，2010；Froerer & Jordan，2013）。

在SFBT晤谈中，除了复述、摘要、归纳、反映等常见的基本咨询技巧，更具代表性的形塑技巧是一般化与重新建构。这些形塑技巧所展现的态度与效益，是SFBT晤谈过程中不可忽略的重要环节。

一、形塑的意义

形塑，一直真实地发生在人们日常生活的对话当中，其常是隐晦或未被注意的，除非双方发生了争执。形塑系指："就发言者刚才所讲的内容，倾听者加以描述、说明、阐述、转译、摘要，或者进行特征化、归纳之"，常接在"所以、你的意思是指、你刚讲的意思是、换句话说"等字句之后；亦即，形塑是咨询师针对当事人的说话内容，选择性地去谈论或发表回应。因而形塑技巧并不是人际间一般自然的沟通反应，而是一个想要去推动或制造当事人"改变"的选择（Bavelas et al., 2010; Froerer & Jordan, 2013）。

在心理治疗晤谈的对话中，为催化当事人的改变，形塑是被咨询师有意识地在进行着，例如省略发言者表述中的某些字，保留某些内容，甚至对保留的内容做一些修正或增加一些新的用字与意义（Bavelas et al., 2010）。换句话说，咨询师的回应常保留了当事人所言，但是在保留的同时，也删除了另一些发言的内容，以至于在倾听者回应中所呈现的讯息已然转化了当事人所说的内容，修改了当事人描述的主体及其描述的方式，而扩大了当事人的知觉。有时，咨询师转化当事人的表达并不多，有时会转化很大的程度，而这些转化的内容与程度将会反映不同的咨询取向，认为"什么才是对当事人有帮助"的独特重点及其背后的特定假设（de Jong & Berg, 2012）。

例如，从以下的对话可知，SFBT 的咨询师不同于其他咨询取向者，并不会选择性地优先探讨"这问题'搞'很久"以及"之前'卡'在这件事里"的字义、情况及痛苦感受，反而是肯定当事人的用心以及初步的突破。例如：

当事人："我来谈是想要处理我健康的问题，这问题已经困扰我很久了，我一直逃避。"

咨询师："你现在愿意处理你健康的问题，是很不容易的。"

又例如：

当事人："我之前一直卡在这件事里，苦恼着要如何处理。"

咨询师："所以，你是指现在已经走出来了些？"

不同于多数关于晤谈的文献跟随着卡尔·罗杰斯（1957；1961）强调晤谈技术是"反映性的"，认同语言心理学和沟通领域研究论点的 SFBT，反而认为晤谈的技术更是具有"选择性"以及"转化性"的。SFBT 咨询师在进行高度选择性与转化性的技巧时，如形塑，常需要汇整当事人所有语言内容，需要保持其原貌，又不能分析或过度剪裁，其实存在一个很高的难度（Korman, 2011）。

通过形塑的技巧，SFBT 将在当事人的推论架构思维里、现实生活的脉络中，帮助当事人对于相同的负向情绪或危机事件，创造出新的意义或能修改其原有潜藏的意义，进而转移当事人对环境、对自己、对生命的知觉。例如一般化与重新建构的介入，将可促使当事人修改对负向事件的描述与知觉，调整对情绪的诠释架构，并帮助当事人因拥有对事件的新诠释，改变和采取不同的有效协商措施，而持续累积和推进生命的智慧与坚韧强度（许维素，2013；O'Connell，2001）。

二、自然同理中展现一般化的理解与接纳

有时，来谈的当事人是处于不安、惊吓、愤怒或哭泣不已的状态，此时，咨询师展现出"自然同理"和"一般化"的态度是很重要的。例如，一些当事人在需要寻求专业帮助时，很可能会觉得沮丧丢脸，其生理状况也常超过当事人所能控制的。如果咨询师感觉到当事人明显的焦虑，一开场咨询师则会以自然同理的态度提供一般化的信息：

"会来寻求专业协助想必是面临很困难的问题，能懂得运用专业资源是很重要的、很难得的。"

"来晤谈对很多人来说都是很不舒服的。"

"要对陌生人说内心的事是很有挑战性的。"

然后再关怀地问候当事人：

"现在做些什么，会让你觉得比较舒服一点？"

"需要知道什么相关信息，会有助于你开始我们的谈话？"

所谓自然同理，是指咨询师能在"感同身受"的层次上，进入当事人的思考、情感与行动的主观世界，不会迷失其中或陷于同情，或过度解释当事人的情绪意义。SFBT强调的"自然同理"，则是指咨询师整个人自然地呈现对当事人"整体"的同理与共情，例如：点头、关怀的语调、尊重地等待当事人思考时的沉默、复述当事人的关键字、反映当事人所在乎的内容，而不是一个单独切割出的技巧（de Jong & Berg，2012）。

咨询师对于当事人面临困境的自然同理或一般化态度，是贯穿于整个晤谈历程的。常见咨询师在面对当事人的种种情绪、反应与挣扎时，会以"当然""是的""我能了解""这是让人可以理解的"的接纳态度来与之对应。例如：

"是的，在发生地震后的一段时间内，多数人对余震还是会有很大反应的。"

"当然，一般的孩子刚上高中，或进入新的环境，常需要有一段适应的时间。"

"发现伴侣外遇这件事，对一般人来说，都会有很大的冲击。"

明显可知，SFBT咨询师将当事人视为一个"人"而非"病人"，因而面对当事人谈论问题与负向情绪时，与其他咨询取向有相当不同之处。SFBT咨询师除基本同理共情反应之外，会多加选择自然同理态度及一般化技巧来回应当事人，以使当事人得知所处的困境及目前的反应（特别是负向情绪）是一般多数人在此处境下皆会出现的一种常态性表现，或只是人生发展阶段中一种常见的暂时性困境，而产生"去病理化"的思维。亦即，一般化的展现，将会让当事人将其困扰视为生命中预期的挑战，而更能接受其情绪反应是其来有自的、有其道理的，甚至觉得自己并不是那么孤单或特异（许维素，2014）。

由于当事人看待问题常为"永久的、不会改变的、失控的、全面的"恒常状态，而 SFBT 咨询师的语言会在配合当事人的情绪脉络下，以"暂时性的、变动性的、可预期的、部分化的"等一般化方式的回应，造成当事人知觉的变动，并轻轻"扶起"当事人（Fiske, 2008;O'Connell, 2001）。亦即，一般化会产生一种暗示作用：改变是一直在发生的，现在的负向感受将会成为历史或已经成为历史，或者目前的状况仍是可能会有所变动，只是阶段性的而已。因此在具体操作上，在使用一般化的技巧时，咨询师常引用"当然""自然""可以了解""像大多数""是典型的""难怪"等字眼，或将当事人所说的内容以"过去式""阶段化""暂时性"的用词予以回应。例如：

"'曾经'因为分手而难过了'一段时间'了。"

"'目前'刚退休的这个阶段，是不容易熬的。"

"'暂时''尚未'找到解决方法的压力。"

为展现一般化态度，咨询师也可将当事人认为的负向事实改为"主观的""部分事实的"觉知，如加上"似乎""看起来""变得""感觉上"等字眼，而非"你正是"的语言，以去除绝对性，例如："这样的事情'似乎'很'令人'害怕"而非"这样的事情'正''令你'很害怕"。当然，咨询师还可以把当事人所用的强烈性、扩散性、绝对化的字眼，配合着当事人表述的内容，转换为严重程度较低的词汇、发生比例较少的用词或较为明确具体设定的范围，但仍然需要合宜地呼应着当事人反应的强烈度。例如，以"你对这事非常不满意"来取代当事人说"自己快要疯狂"的用语；或以"他'经常'做不到你所期待的"替代当事人"他'根本'做不到我要的"。或者如下。

当事人："我这个月的业绩很不理想，我真差劲，我很痛苦，快活不下去了。"

咨询师："上次业绩不尽如理想的情况，让你目前对自己感到不满意，也觉得十分难受。"

又举例如下。

当事人："我一直找不到工作，无法养家，真不是个男人！"

咨询师："现在尚未找到工作的情况，让你目前在身为男性角色上感到挫折。"

此外，咨询师还会以"可预期""偶尔有正向经验"的语言，取代当事人的完全失控感与无法忍受的描述，例如：

"思念有外遇的先生的那种感觉，有时会强些，但有时也会弱些，是吗？"

"虽然一开始重新适应单身的生活会有些困难，但是，慢慢地，看你也渐渐适应了一些。"

综上所述，对于当事人在面临遭逢的事件后会有的任何反应与症状，SFBT都视为一种很自然的现象、可以理解的反应，而非以病理学的诊断来界定之。咨询师也会适时以人生发展阶段与事件的性质来一般化、常态化当事人的情绪，暗示当事人一切的负面感受是可以理解的、暂时性的、仍可改变的状态，是针对某些特定情境而非生命全部的。当然，咨询师在使用一般化技巧时，仍必须符合当事人所描述的故事情节以及当事人个人的情绪脉络，同时也要能表示理解了当事人所感受的强烈程度。换言之，面对当事人的强烈情绪，SFBT咨询师会使用一般化的技巧来帮助当事人减弱自己过分的恐惧，而不过度扩散其情绪的效应。但是，对于当事人负向情绪的程度，仍同时有相对应程度的回应且表示尊重、接纳，而避免边缘化或平凡化当事人的感受。

三、接纳理解负面影响，凸显既存正向意义

由于SFBT相信，每种特定行为、情绪或反应的背后，正好可以反映出当事人的正向特质或面临困境的正面价值，重新建构常运用于辨识当事人各类行为、情绪、想法背后的正向意义、

优势、力量或在乎，并且采用了另一个新的正向语言与观点来重新看待与诠释同一个议题。凡是某行为背后所反映出的当事人的特质、优点、能力、资源、动机、意图、努力、本意或某事的意义与功能，都是重新建构的向度。例如：一个喜欢控制的人，也往往是一个很有计划与架构性的领导；一个青少年违抗的行为背后，也有开始独立思考的发展与行动的勇气。亦即，重新建构即是咨询师将当事人所描述的事件，重新赋予新的正向意义，或是特别强调与反映其中的某些正向价值与个人目标，而促使当事人看到自己真正看重与在乎之处，以协助建构解决之道（许维素，2013 & 2014）。

SFBT 之所以强调重新建构的重要性，是因为 SFBT 认为负向情绪的持续同理共情，有时反而使当事人更加深陷于痛苦之中，难以采取有效行动。以重新建构来辨识、认可及肯定当事人各类情绪背后的正向意义，将能转化当事人的负面情绪，甚至使其开始采取行动。亦即，一般化与重新建构的技巧回应，往往会带给当事人新的观点，当事人的负向情绪也会有所减弱。往往，在当事人的情绪被理解、接纳后，这些负向情绪将可转化成为有效能的改变行动的力量，而带出不同的情绪状态与行动策略。

尤其，当咨询师能以重新建构厘清当事人真正在意之处，或在考量了当事人负向反应背后的正向意义之后，当事人的目标设定与解决之道将会重新修正或更为弹性化（许维素，2013）。所以，当问题的另一面焦点被凸显出来时，问题存在的"社会脉络"有时就会被改变，当事人的知觉将有所转化，其负向情绪也就会随之更改。如此一来，当事人方能开始朝向真正关心的焦点目标前进，并开始投入于建构解决之道中（McNeilly，2000）。

在使用重新建构时，常用的中文语言结构或语言检索方式，至少有五种可供参考。当然，重新建构的表述，仍需要被当事人所认同，也需要符合心理健康与社会规范：

1. "虽然（负面）…… 但是（正面、可贵、难得）……"例如：

"虽然你上台比赛没得奖，但看到你很努力。"

"虽然你一直在责怪你的孩子，但也从这里看到你十分关心孩子，并相信他不只有这般水平的表现。"

2. "我不确定 …… 但我确定 ……"

"我不确定你的先生是否能马上变成你要的样子，但我确定的是，你希望你们能够拥有一个好的未来。"

"我不确定你是否能马上找到你想要的对象，但我确定的是，你想要拥有幸福的婚姻。"

3. "至少""起码（没更糟）"

"至少你的领导会直接跟你提出他对你的不满与期待，而不是直接辞退你。"

"虽然目前你对自己的成绩不满意,但至少你各科都及格了,这是很重要的基本水平。"

4. 最重要的是,从当事人的抱怨与强烈情绪中,去发掘其在乎看重之处

"从你对于孩子突然过世的痛苦中,看到你对孩子很深的爱与不舍。"

"从你对你母亲的生气中,看到你好像很期待她能理解你。"

5. "一定有一个重要的理由"的信念,常为了解"某些不当行为的背后动机"

"原来你选择不上学,是你用来保护自己不再被同学欺负的方式。"

"跟你先生不断吵架的重要理由是,你很想争取婚姻中的公平。"

举例而言,当事人认为工作业绩不佳,但是,至少当事人有积极冲刺的决心;所谓考试成绩不佳的学生,是有努力考试的尝试;犹豫是否结束生命的当事人,还是有能稳住他的力量;被同事攻击而没有还手的当事人,至少有一颗不愿伤害人家的心……这些隐而未觉的既存优势若能被看到、辨识出、肯定之,对当事人来说,十分具有鼓舞效益,也可能会使当事人至少继续保有这些优势,并能在这些优势基础上,再选择更具建设

性的方法，以面对挑战、向上成长。所以，咨询师需要打破平日认为值得肯定当事人的世俗标准，除了优异的表现之外，当事人的计划、预备、尝试的行动、犹豫、挣扎的心、良善的特质与用心等，都是咨询师可以尝试肯定当事人的向度。因为这些小小的好，对当事人来说，往往是不易具备的美德与力量，咨询师可以协助当事人不断"累积酝酿"这些优势资源而蓄势待发，并进而成为支持当事人改变的动力。

然而，在面对当事人所谓"犯错"行为时，咨询师要能独具慧眼地辨认出当事人所隐含的优势，其实并非易事；此时，以"一定有一个重要的理由"尝试捕捉其行为背后的正向动机与目标，会是一个好选择。比方说，因为被耻笑而动手打人的当事人，是有一份想要保护自己的心意；考试时作弊的当事人，则有希望以高分获得荣誉的企图。当咨询师能捕捉到当事人不当行为背后的可贵意图时，常会让当事人觉得被深度理解，而这种被理解的支持，也将会使当事人更愿意投入到咨询之中，进而更易催化当事人开始愿意反思目前所采用的不当行动并没有帮上自己的忙，反而制造了一些非预期的问题。尤其，以当事人自身的意图来提醒目前选择不当行为的后果，往往会使十分看重自我意见的当事人（如青少年）更能接受。例如，对于工作上业绩作假被捉的当事人，咨询师可以引导其思考：如果真正的目的是希望让别人看重他，以作假的方式来赢得看重又被揭穿时，往往会达到反效果，反而更会让别人看不起；以后咨询师则可再针对这位当事人的动机或需求，导引其回忆、学习与执行符合其动机、意图的各种具有建设性的解决方式，如此，才能真正有效地降低其再犯的可能性（许维素，2013 & 2014）。

对于情绪，SFBT 亦视其为一种能够反映当事人目标与资源的指标，而非一种需要被修补的、有问题的错误反应，因此对于当事人自然产生的情绪，SFBT 咨询师也常会予以接纳地"重新建构"。例如：对于当事人的自责情绪，或可反映其负责、有道德感的心；一位觉得焦虑的当事人，可能是因为其有现实感而点燃想要行动的欲望；一位悲痛于先生突然过世的太太，是因为这悲痛中有着对先生深层的爱与眷恋。重新建构当事人的负向情绪，常让当事人可以看到情绪背后自己真正关心的焦点，而又无伤于当事人所提的内涵或减损咨询师的支持（McNeilly，2000）。正如奥康内尔（O'Connell，2001）所强调的，通过语言来解构当事人对问题的诠释，重新架构当事人对问题的描述，而建立其新的、正向的、有意义的、有方向性的界定架构，往往能带来希望感，自然而然地使当事人的负面情绪消融，正向情绪于是渐进产生。

特别有意义的是，SFBT 还将情绪视为当事人在其生活中"特别在意什么或希望获得什么"的一种"有理由"的反应。例如，咨询师可能会如此引导或思考：当事人有着被压迫的感觉，正反映了在乎的是什么？而忧郁的情绪反映了当事人在意错失了什么，想要把握什么？恐惧的情绪，则是因为当事人害怕失去什么，想要保有什么？如此，咨询师鼓励着当事人要看重这些情绪的意义与重要性，接纳这些情绪的存在，进而开始找寻现在能够追求所欲目标的有效方法（McNeilly，2000）。

甚至，对于当事人自伤的行为，SFBT仍秉持类似的重新建构信念，认为其背后常可能有一个"非常重要理由"，需要咨询师协助辨认之。例如，非常希望他人与事情改变，想到未来的无望感难以承受，害怕拥有希望感后所带来的极度失望，只是想要从无法忍受的痛苦中脱身或想要停止受伤的求助行为等等（Berg & Dolan，2001）。有时，咨询师在了解当事人的生命脉络后，也可能发现当事人的自伤行为是当事人生气和知觉到自己目前没有任何支持与帮助的一种反应，或可视其为在该情况下"暂时"找不到其他解决方法所致，或为"企图应对、舒缓自己情绪并希望更好"的一种方式。所以，重新建构后，当事人的自伤与自杀行为可能只是一种"结束事件"的手段，而不是要"结束他们自己"的意图。当事人企图自杀行为则可能是一种有目的的行为，可能只是一种达成目的的手段，而不是实际的目标，咨询师值得探究其背后的真正目标——想解决的问题或想改变之处（Macdonald，2007）——理解其重要理由、建构合理目标，并觅得建设性的有效方法，常会使咨询有跳跃突破的工作方向。

四、穿透全然理解的同理，觅得生命可能性

一般化、重新建构等形塑技巧的使用，常会在接受当事人习惯于关注的负向层面的同时，又彰显了其他既存的正向层面，如目标、期待、在意、意义、资源、力量等。因而一般化、重新建构是一种很"有力量"介入，常能带给当事人"赋能感"，例如如下对话。

当事人："我还没有采取自杀的行动，是因为我很困惑，到底要不要这样做。我有点混乱于我的困惑啊。"

咨询师："看到你是一个对事情想要思考得很透彻的人。至少，困惑是一个让你还活着的、很重要的原因与力量。"

虽然一般化、重新建构技巧的使用，有时还不足以全然改变当事人，但是很可能转变了当事人对问题的界定，或舒缓化解其一些强烈负向情绪（McNeilly, 2000）。而"去病理化"的效益，也往往使原本拒绝咨询的当事人更容易投入于治疗的改变脉络中（Hsu, 2009）。例如如下对话。

当事人："跟你谈有什么用！我如果被裁员了，你能帮我什么？被裁员了，我就要去死啊。我没有办法养家啊。现在看起来就是我会被裁员啊，我没有希望了。"

咨询师："你认为目前看起来被裁员的机会是大的，这让你现在很担心。但是，我也看到，你最为在乎的是，你想要有工作，

能够继续养家。"

当事人："那你说我要怎么才能继续养家,这很实际啊,得解决的问题啊。"

咨询师："是的,这对你很重要,也是你在考量如何解决的实际问题。"

SFBT 咨询师接纳、坚定、自然展现一般化、自然同理、重新建构的态度,会使当事人信任咨询师真心愿意了解他们的主观经验,也常能减少当事人因困境或危机所产生的孤独感,而此,也示范了一种如何调适情绪的方法以及面对生命的宽容接纳。亦即,咨询师的这些态度,往往在发挥接纳当事人负向情绪的效果的同时,还发挥了深度肯定当事人的作用,使得当事人在觉得被了解、接纳之际,还滋养出心里的能量(de Shazer & Miller, 2000)。

然而,需要注意的是,对于一些关于当事人如何度过负向情绪、危机或失落的"固定"阶段论观点,SFBT 认为其极可能限制了失落者个别化目标与独特疗愈历程的尊重。SFBT 强调,人们疗愈自己的方式应由当事人自己决定,并不认为人们一定得"克服悲伤后才能重回轨道"。例如,当"暂时性的否认"能及时带给当事人有效的帮助时,这样的"否认"仍是值得被尊重与被理解的。即使当事人处在危机里,仍然只有当事人自己能决定他们要走向何处。咨询师的职责是引领这个过程,而不是去设定与要求（Simon，2010）。同样地，一般化、重新建构等形塑技巧的使用，并非咨询师一厢情愿的自言自语，或是一种逼迫当事人只能正向思考的强势。任何形塑技巧的使用，需要在理解当事人全盘故事脉络以及接纳其个人的主观知觉的推论架构后，咨询师才能贴近地回应，并展现欣赏、珍惜、肯定的理解与支持。例如如下对话。

当事人："唉，我想我太太一定跟你说了什么了吧！她很烦，到处讲我坏话。"

咨询师："喔，似乎，你很在意太太跟我说了什么。"

当事人："我太太很烦，说我爸爸突然过世啊，说我很受影响啊。我还好吧，我就是觉得怎么想也没用啊，她就说我很压抑啊，要我一定要来找你谈谈的。"

咨询师："好像你和太太对于父亲突然过世对你的影响，你们的看法很不一样。但是，看起来你很重视太太的意见，你太太也很关心你。那么，你觉得我可以如何帮得上忙呢？"

此外，若时机合宜或必要，咨询师也可以提出以下类似的问句，以引发一般化与重新建构的预期效益。例如：

"你同时面对这么多事情发生，若别人也是面临这样的情况，他们的反应会和你差不多吗？"

"我知道你担心你孩子不服管教的行为，那么，你觉得你的孩子跟时下年轻人的表现是一样的吗？有多少是一样的？"

"你现在一下子不知道如何处理, 嗯, 那么你可以如何得知其他的父母是怎么样处理类似的情况呢?"

明显可知, SFBT 是一个非常关注治疗中"如何对话"的派别。除了特别尊重当事人语言的使用与表达, 咨询师选用的解决导向语言, 是具希望感、积极性及未来导向的语言。SFBT 咨询师会持续对当事人的情绪给予共情同理性的回应, 而这些回应, 不仅支持了当事人, 也会帮助咨询师渐进了解当事人情绪与行动的运作是如何产生, 从而建立共同理解基础, 以及激发咨询师思索如何继续帮助当事人改善自身情绪(de Shazer & Miller, 2000)。在此同时, SFBT 咨询师会运用暂时性及可能性的语言, 积极找寻当事人的优势与力量, 辨识差异与小改变的存在, 通过改变当事人语言的描述, 提供一个未来导向、改变导向以及资源开发导向的思考架构, 给予当事人一个对于问题、压力及其衍生的负面情绪进行回顾与反思的空间。可贵的是, 这个反思的架构能融入当事人原有的主观架构, 也能带出当事人的正向思考与行动的思维架构。

不要忘记, 同理心是穿透生命的经验。在所有的晤谈历程中, 咨询师都需专心倾听当事人的一切(Berg & Dolan, 2001)。虽然 SFBT 不会把情绪独立分割来处理, 但是自然同理、整体接纳、肯定认同当事人的情绪, 乃是 SFBT 咨询师在所有晤谈过程中持续的重要态度与责任。咨询师若不能一直同理、接纳当事人任何情绪反应，或让当事人觉得咨询师并不了解其情绪与经验，晤谈将无法让当事人愿意转变为朝着追求个人目标或问题解决的方向前进，也将阻碍后续"解决式谈话"的推展与进行（许维素，2009 & 2014）。因此，对于当事人负向情绪的一般化或重新建构，是一种深沉接纳、尊重与理解，是要能展现常态化、正常化、去病理化的接纳与正向框架的态度，而不只是用来安慰、敷衍当事人的浅薄技巧，因而大大考验着咨询师是否能认识、包容处于各生活处境与生命阶段的当事人所会有的各种反应与心境（McNeilly，2000）。

案例对话与反思活动

当事人：一直在犹豫要不要离婚。如我之前讲的那样啊，一直犹豫……

咨询师：对绝大多数人来说，要不要离婚是一件很重大的事。从你的犹豫，也看到你的谨慎。

当事人：唉……唉……怎么会需要走到今天这样的地步……怎么会呢……

咨询师：你有很多的感慨。

当事人：是啊……

咨询师：如果以 1 分到 10 分，10 分是很想要再尝试挽回婚姻，1 分是正好相反，想离婚，你觉得自己在几分的位置？

当事人：我也不知道，我不知我自己的感觉是什么，或者应该要怎么想才对……

咨询师：虽然不知道自己目前的位置，但也看到你尝试在厘清与思考。

当事人：很混乱啊……跑到脑袋里的想法太多了。

咨询师：好像考量的事情很多。

当事人：很多啊，真的很多，很乱啊。

咨询师：譬如是哪些？

当事人：孩子会没有父亲啊……娘家的人会没有面子啊……我会失去现在拥有的物质生活啊……我日后要怎么养活自己啊……别人会怎么看我啊……越想就越乱……越难过……

咨询师：虽然是有些混乱的，这也是面临离婚抉择常需要历经的辛苦，但是好像也听到你开始思考如果选择离婚要面对的种种事项。

当事人：对啊。

咨询师：在这些考虑当中，你是否发现自己在乎的是什么？特别困难的是什么？

当事人：我不知道啦，都很重要的。很乱啊。真的很苦啊，谈恋爱分手很简单，怎么离婚那么难！

咨询师：从这乱与苦当中，再一次看到你的谨慎，也听到你的种种在乎。

当事人：是啊，我很在乎这些现实的事情啊，我一点都无法洒脱，我不喜欢自己被这些世俗牵绊啊！

咨询师：如果可能，你希望自己是什么样子的？

当事人：我也不知道……啊……我希望自己可以忠于自己的真实感觉做决定，不再爱先生。

咨询师：说到这里，其实你是知道自己对先生的真实感觉，而在考量的是现实的一些挑战或取舍。你怎么能这么清楚呢？

当事人：我不要再接受他的精神虐待，他实在太可恶了……你也知道他多可恶啊。

咨询师：看到过去的痛苦，你有了面对他的决心。

当事人：唉，在这社会里，婚姻真不像恋爱那么简单，说分手就分手，太多层面得考量了。

咨询师：是啊，特别在中国人的社会里，婚姻涉及的面向更多，所以你所考量的现实层面都有它的意义存在。

当事人：我还是得好好考虑离婚的这个选择，不然就得想想如何让自己在不离婚的情况下活得下去、活得更好。我不知道要怎么做选择啊！

咨询师：虽然很不容易，但这是一个重要的关键阶段，也看到你更清楚地知道在离婚或不离婚的选择下，得考量如何活得下去、如何活得更好。

当事人：是啊，每一种选择都有代价啊。

咨询师：能有这样的想法，也看到你越来越冷静，也很有智慧地面对。

当事人：有吗？也是啊，要慎重，要想清楚。

咨询师：虽然你一时要做出决定并不是那么容易，但是，你会希望我能帮你什么忙？

当事人：嗯……嗯，帮我分析各种利弊得失吧，也帮我一起想想要如何应对任何一种选择的后果。

……

咨询师自我反思

1. 在上述的案例对话中，哪些技巧是一般化或重新建构等形塑技巧？

2. 在上述的案例对话中，一般化或重新建构的技巧使用，发挥了文中描述的哪些原则？

3. 在上述的案例对话中，我注意到，这些一般化与重新建构等形塑的技巧，在晤谈对话的发展与转变历程中扮演着什么样的重要角色？

4. 对于一般化与重新建构技巧的概念理解，我目前能接受的程度是什么?

5. 对于一般化与重新建构技巧的实务应用,我可以如何提升相关专业能力?

注入希望的仙女棒

奇迹问句的使用

奇迹问句是 SFBT 重要的核心介入,能戏剧化地将当事人充满问题的思绪,转移至以解决之道为焦点的思考,而从谈论问题中"解放"出来。奇迹问句会引发当事人深层的相信与想象:生活是可以改变的。

愿景将会激发希望。

在当事人详细描述所欲的愿景时,往往会刺激其想象与联结到可能的行动方向,从而有知觉拓展的效果。在脑中预演了一次未来的过程,在心理上,当事人亦已实际体验到改变后的种种感受。亦即,奇迹问句能创设某种治疗情境,使当事人对所欲达成的治疗目标产生有效的心理回应 —— 如同目标已在现实生活实现一般。进一步地,从愿景的详细图像中,当事人常容易联想到已经发生过的例外经验及其方法,并可意识化地再利用这些资源;或者,从愿景的大图像里,较易接续辨认出愿景中哪一环节是比较容易先行达成的,而激发后续行动的初步方向。

引发愿景的想象与描述,奇迹问句是 SFBT 的关键技巧。奇迹问句是一个"未来导向"的问句,将能帮助当事人形成一个"问题不存在时刻"的图像,给予当事人一个空间,使其无限制地思考各种可能性的发生。连接到未来的各种可能的想象,往往会产生希望感萌发的真实体验(de Jong & Berg, 2012)。其一般问法如:

"现在,我要问你一个奇怪的问题。(停顿)假如今天晚上睡觉的时候,整座房子都非常安静,你也睡得很香甜。半夜,奇迹发生了，你今天带来跟我晤谈的问题解决了。但是，因为奇迹发生在你睡觉的时候，所以你不知道在一夜之间你的问题解决了。（停顿）当第二天早上醒来的时候，你会发现有些什么不一样，而让你了解到奇迹已经发生了？"

咨询师在询问奇迹问句时，可以仔细地观察当事人对奇迹问句的反应，往往当事人的身体会开始放松，将注意力转向自己的内在，瞳孔放大、眼皮颤动，甚至会面露微笑。而此恍惚的反应正如艾瑞克森催眠法所诱导出来的反应一般（Berg & Dolan，2001）。亦即，在回答奇迹问句时，当事人内心的思索焦点将会离开原有的问题情境，并转移了观点，开始专注于思考如何理解自己想要什么或确认自己希望看到什么改变，而远离了停滞于问题的思维与状态，并朝向追求更满意的生活前进（de Jong & Berg，2007）。

想象在奇迹的一天，因着奇迹的发生，让当事人能够脱离平日的限制、藩篱与围绕问题的思维，而自由地想象与创造解决方法，是多么重要与美好的事（Berg & Reuss，1998）。然而，由于奇迹问句蕴含着"问题是可以改变的"信念，对不少当事人来说，并不是很容易相信与立刻接受。大多数的当事人都需要在咨询师的持续协助下，才能进入与维持于奇迹问句架构的思维。所以，一如 SFBT 所有的咨询技术，如何提问奇迹问句，亦有着不可忽略的相关原则。

一、提问奇迹问句的组成与时机

奇迹问句是从结局倒至开头的逆向操作原则的代表。奇迹愿景，也往往能让当事人开始从晤谈室，转而走回到他的生活脉络之中（Korman，2011），并且，让当事人客观地在"相信自己能达成目标"的当下产生内省与行动。因此，奇迹问句带出的愿景，并不是一种空泛希望的想象（Nelson & Thomas，2007）。

奇迹问句虽然是很有影响力的技巧，但是对于尚未有动力改变的当事人，咨询师需要先建立稳固的理解基础，创造或找寻适合的时机再予以提出。什么是合适的时机呢？通常，是在当事人已有一些能量或对未来怀有一丝希望的时候，才会是询问奇迹问句的好时机。例如：在咨询师与当事人已建立了晤谈初步大方向之后；或者，当事人能够说出对他而言，什么样的人、事、物是重要的；或者，当事人已能辨识出自己已经开始或持续在做的一些帮助自己的事情（Koffman，2011）。

对于处在危机或高情绪的当事人，特别"暂时"难以进入奇迹问句中去思考与拥有自己的目标，因其光是想到处理现在到明日的种种问题，就已疲于应付了。面对这样的当事人，一直推逼当事人去进行目标形成或追问奇迹问句并不会有太大的帮助，先多问他们"应对问句"，反而会是比较好的选择（de Jong & Berg，2012）。

皮绍（Pichot）和多兰（2003）还进一步指出，在询问奇迹问句时，要掌握缺一不可的五项原则：

（1）要发生奇迹的事，需是对当事人有重要意义的，且此事对当事人来说是"'无法'自然发生改变"的。

（2）要强调当事人"带来晤谈的特定问题"突然解决了，而非生活"全部"的问题，如此较不会让当事人混淆要发生的奇迹方向。而且，由于问题的处理与创造解决之道两者间不见得是相关的方向，所以，这样的说法将会保有很多可能性与发展空间。

（3）奇迹的发生是立即性的，因为人们的愿景与目标会随时改变，所以通常会描述奇迹发生在"今夜"。而且，奇迹的到来会是在原有的生活脉络中，能连接原有的生活，因此，通常会指定奇迹能自然发生的场景（如现实生活中的家里）。如此，"今夜"的奇迹发生后，在"明日"于不知道奇迹已发生的情况下，去辨识小小的差异，会比较接近当事人现今的生活，且不会过度延宕于后。

（4）要强调当事人是在一觉醒来"并不知道"奇迹发生了的情况下，进行辨认奇迹发生影响的信号，如此才能诱发当事人去想象、辨识有什么地方会跟"现今"的生活有些什么不同，或可能会有哪些信号突然发生于原有的生活，以及会做什么事是现在想做而无法做的。

（5）继续邀请当事人关注一些小小的差别与改变，并猜想"他人"会看到什么不同，进而进一步地探讨不同角色观察到的差异及其意义、助益与重要性。

除了判读并创造提问的时机与把握问句的组成原则，咨询师在建构解决之道初期欲询问奇迹问句时，可先清楚表示将要提问一个特别的、需要想象力的问句，而使当事人有所准备，然后，再用一种有些戏剧化的语气说出奇迹问句，就像是提及很不寻常、很特别的事情一般。当然，尽可能说得慢一点、温柔一点，效果会更好些（de Jong & Berg，2012）。

二、奇迹问句的变化应用

菲斯克（Fiske，2008）提醒，不要让当事人以为奇迹就一定会发生，奇迹问句只是让当事人跳脱目前惯有思考的一种邀请而已。然而，要跳脱惯有思考模式有其难度，当事人对关于奇迹观点与词汇亦有着不同程度的个别与文化接受度，因而咨询师除采用"询问一觉醒来时奇迹已发生"的问句形式外，还可以改编创造各种奇迹问句的变化式，以使当事人容易接受并启动想象力的影响。

配合当事人能够理解与接受的需要，咨询师也可使用譬喻的方式来改编奇迹问句，例如："如果有一个水晶球可以看到你的未来""如果有一个神仙给你三个愿望""如果你突然有一根神奇的魔法棒"，或更能刺激当事人想象所欲的愿景。必要时，咨询师需配合当事人所能接受代表"奇迹"的相关用字，如：拥有了阿拉神灯、仙女棒或水晶球；到庙里求签；祷告而了解了上帝的恩典；遇到了类似超人的英雄；吃了神奇药丸；走入魔术门后拿到一个神奇的礼物；坐时光旅行机时，产生了生命的变化；咨询师不知情地送了当事人一个有魔法的礼物；到神奇商店购买神奇礼物；未来的当事人打电话给现在的自己，并给予自己一些建议等等方式，以能尝试诱发当事人思考问题解决后的美好图像，而产生各种可能性的探寻。

改编这些奇迹问句旨在鼓舞当事人想象突然获得生活中原本不可能存在的巨大力量，而促使当事人离开问题旋涡，进入所欲未来的图像构思，而终能在内心形成正向有力的心像，并愿意开始对生命各种可能性的开放探讨（Furman，2008；Macdonald，2007；Pichot & Dolan，2003）。然而，"奇迹"二字不是每种文化都会认同并予以接受；若奇迹问句能配合着当事人的文化价值，贴近当事人生命信念的形式，将更容易引发当事人想象渴求的未来；一旦有了渴求，也就有生存与奋战的动力，甚至成为承受压力与挑战的力量（Furman，2008）。

如果当事人真的表示无法接受类似奇迹的各种词汇，咨询师则可改为单纯地使用假设问句来询问当事人，然后继续遵循奇迹问句的相关原则。例如：

"如果你可以跟……（某人）应付得一样好时，你会有什么不同？"

"一个星期后，假如情况有了一点点的好转，那可能会是什么？"

"假如，你问你的指导教授，他可能会给你什么样的建议来度过这一段困难时光？"

"假如，你最后决定用这个最后的方法（或结束生命）……过了一些日子，当你年纪较现在又更年长些，也又聪慧了的时候，你会给现在的自己什么建议，是可以解决现在的问题（或能够度过这一段困难时光）的？"

"让我们想象一下，如果你决定不做这个选择（或结束生命），且你活到相当老的年纪（如80岁、90岁）时，回顾你的一生，你看见自己度过了这个难过的时期，而且后来还过着很有目的、很有意义的生活。此时，你的一生会是什么样子？""你的一生做了些什么事情？在哪里看到最美的日出与日落？会认识、遇见哪些人？还会解决哪些人生难题、挑战？……"

三、奇迹发生后的后续提问

奇迹问句探究奇迹发生后的各方细节，需要当事人以截然不同的语言游戏来加以运作（如采用将会出现的正面行为进行描述），以能将当事人思考的焦点从"危机后的当前感受"转至"奇迹发生之后的生活"（许维素，2009 & 2013）。

因而，非常重要的是，当咨询师邀请当事人描述奇迹发生之后的细节，记得要维持当事人处于"奇迹已经发生"的位置上，复述当事人对奇迹发生后的描述用语，以使当事人能停留于奇迹景象之中来进行思考与回应。倘若当事人回答的是抽象的感受与内在想法的变化，记得邀请当事人表述在此心情与想法中会有何外在具体"作为"，或用关系问句询问别人将会眼见的具体变化，或在奇迹发生后，当事人和周围的人会注意到的表现的差异和连锁影响，以使奇迹愿景能够变得具象（Pichot & Dolan，2003）。亦即，为寻找当事人的目标、解决之道与资源，咨询师需要随着奇迹问句，追问奇迹发生后的细节。这是因为当事人越能去描述奇迹发生后的具体景象时，其受到所描述结果的影响越增强，也才会有"预演"一次未来的效果，甚至越容易使当事人透过具体愿景图像，联想到曾经发生的例外，或最容易开始成功的一小部分。

奇迹问句其实是一个开放性的引子，通常离建立良好构成的目标还有一段距离，但是若当事人越能仔细描述美好愿景与现状的差异，咨询师也就越易捕捉到当事人所在意的人、事、物。因此，提出奇迹问句后，咨询师接下来的任务就是要继续提出问题,让当事人对于"奇迹后如何生活"有更细致而具体的描述(Berg & Reuss,1998;de Jong & Berg,2007)。所以,SFBT咨询师常会结合偏好未来、时间顺序、优势资源、关系问句、评量问句、循环问句的方式来变化使用各种未来导向的假设问句,以使当事人促发想象与容易回应(Thomas,2013),具体例句如:

"奇迹发生后,你的工作中的人际互动、业绩表现会是什么样子?会跟现在有什么差别?""谁会发现你有不同?"

"当奇迹发生时,危机解除了,你心情变好了,你的孩子、太太会发现你有什么不同?"

"在那时如果你不再很难受的话,你会做些什么?""别人会最先看到你的第一个小改变是什么?"

"那时,你会注意到你的家人因为你的改变,而有什么不一样的反应?"

"他们的改变又会怎样带出你们互动的不同?"

"这些不同,对你为什么会有帮助?为什么有意义?为什么是重要的?"

"在奇迹发生后,你会做些什么事是现在想做而不能做的?""或者,可以不用再做些什么事是现在非得做的?"

在当事人能回答奇迹问句的细节时,咨询师要专心地听当事人的描述。有时,当事人所描述的是在他有能量之后,希望

会发生的事情或是会去做的行动,此时就可以刺激当事人愿意
开始先行追求去做这些事,而使其成为开始突破的小小方向与
目标,如此,常会使当事人增加更多平静的稳定力量。例如:

"奇迹中的哪个部分比较容易开始着手?"

"在现在的生活中,什么事需要多发生几次,才能使奇迹
发生?"

"如果日子可以照你所希望的理想的样子过下去,需要先
发生什么?"

在当事人的奇迹图像被详尽描述后,咨询师也可以接着开
始联结过去是否有部分的奇迹片段已经发生(即过去例外),并
加以扩张之:

"在你的生活里,最近什么时候有一点点类似你刚说的奇
迹,或者有哪一小部分曾发生过?"

"那时你是怎么做到的?"

"希望这样好的状况多发生吗?"

"这些小小的成功经验,如何可以帮助你更靠近你想要的
未来?"

类似地,除了目标的找寻之外,在愿景的描述中,透过处于
奇迹中自发地描述可能的作为,常蕴含可能的解决之道或立即
可尝试的策略。亦即,咨询师可试着鼓励当事人去做其在愿景
中成功理想的自己会采用的方法,因为这些方法是在当事人描

述的愿景中发生的，也代表着是当事人所认同的。由于是当事人所认同的方向与方法，咨询师就不需要再费唇舌地说服当事人值得采用或学习的价值（许维素，2014）。例如：

"如果有一天你不再被与太太吵架的事情所影响了，那时候的你会有什么不同？""那时的你在面对夫妻争执时，会如何处理？""哪些作为，或许是现在可以开始尝试的？"

"如果有一天你变得很有自信了，那时候的你会如何处理同事排斥你的问题？""所以变得自信的你，会在心里告诉自己，同事的排斥是因为不了解你职责的压力，因此你会更冷静地跟他们谈。那么，那时，他们的反应可能会是什么？""所以当你心里是这样告诉自己时，会很有帮助。你觉得这样的方法，你现在就可以做到吗？还是……"

在获得奇迹的愿景细节后，最常见的方式是咨询师会接着以评量问句继续整合与引导。即把奇迹愿景的描述置于10分量尺的10分位置，1分则为远离奇迹的状态，再对照现状分数与奇迹的相对位置，而将其奇迹愿景与现实生活连接；之后，再帮助当事人能在此刻的生活中，找到可以真正迈出的第一小步的目标动作，而突破目前的停滞或循环（Trepper, Dolan, McCollum & Nelson, 2006）。其如：

"以1分到10分，10分表示你刚描述的奇迹发生后的种种情况，1分表示奇迹根本没有发生，你觉得目前的你和你的家庭情况位于几分的位置?"

　　"怎么能有这样的分数呢? 为什么没有更低?"

　　"若比现在再靠近奇迹 1 分, 会跟现在有什么不同? 你会有何不同?"

　　"若你如奇迹中所描述的一环, 现在开始邀请先生单独外出,你觉得这量尺的分数可能会跳到几分?"

　　"若你开始做什么事,可能会再突破 1 分?"

　　"若你继续多做什么事,也会让现状容易提高 1 分?"

　　非常重要地, 在询问当事人奇迹问句时, 若忽略了当事人生活与生命的"脉络", 很可能导致当事人难以切实回应。在情境"脉络"下询问奇迹问句, 不仅能在一开始将解决之道与问题本身分开, 也能提供引出解决之道对话的定锚方向, 而带出更多解决图像的细节。而这个回答奇迹问句的愿景细节图像的过程, 将可帮助当事人预演一次未来改变后的美好愿景, 而会带给当事人信心与改变的动力, 也能脑力激荡地形成追求所欲未来的各种可能路径。

四、维持奇迹发生后的坚持邀请

　　由于要回答奇迹问句得跳脱目前惯有的思维方式, 有些当事人在一开始回应时, 很可能以"不知道"来表示。但是, 当事人回答"不知道"并不表示拒绝；即使是"不知道"的回答，仍具有维持互动对话规则的意义，也给予当事人自己更多空间去思考。有时，当事人的"我不知道"的反应，恰表示他正处于一个"开始思考"的状态，而非没有想法的结果；或者，说着"我不知道"这句话时，有些当事人便能更自由地思考，并唤起勇气，说出原先不敢讲出口的希望与梦想。

而有些当事人，回答"我不知道"，可能只是表示他目前一时之间无法了解问题，或者还没有想到解决之道，此时，咨询师温柔地、暂缓地给予当事人一些时间，使其组织重整一下想法，常为必要之举。对于当事人诸如此类的反应，咨询师可以稍微停留后，以"我知道这是一个困难的问题"回应，然后，再等待一下，有时当事人就会愿意再继续思考；或者，因为没有人不会猜测或猜谜，咨询师还可以幽默地说："当然，你现在一下子不知道，不过，猜猜看啊……"或"假设你真的知道，你将会说些什么？"以持续地鼓励当事人慢慢形塑出未来导向的愿景与目标（Berg & Dolan, 2001；Berg & Reuss, 1998）。

咨询师真的需要等待当事人思考与反应，因为要回答奇迹问句并非易事，尤其对情绪本来低落的当事人而言，更是不易。在初步回答奇迹发生后，倘若当事人又再回到难过的叙述，咨询师记得要支持并予以接纳、认可，然后再试着邀请当事人回到奇迹发生之后的变化；正如晤谈过程中当事人的谈话焦点又转而朝向负面时，咨询师仍可再次运用奇迹问句加以重新定锚，使晤谈再度朝向解决之道的对话（Simon, 2010），例如：

"我知道你现在觉得很混乱，不想去上班，（停顿）但若奇迹真的发生了（停顿），这个混乱会有什么转变？"

"是的，一直在重复经历这些难过的事，是让你痛苦的，你不愿意再继续，（停顿）但是，你刚刚有说到，奇迹发生后，你变得有能量了（停顿），你会在生活中开始做些什么事？"

菲斯克（2008）强调："咨询师永远不会知道当事人对于奇迹问句的反应，除非真的去问！"然而，在面对任何当事人对于奇迹问句的反应时，咨询师的同步与尊重，仍是重要且需持续存在的态度。

当然，如果当事人提及的奇迹让咨询师听起来觉得是不可能发生的事情，咨询师则可委婉询问："这是可能发生的吗？""生活中的什么线索，让你觉得有可能发生？"或许咨询师会因为当事人所回答的内容而修正看法，而可继续跟随地询问当事人需要做什么不同，来让此可能性提高。如果是中乐透的事情，咨询师则可用"大家都想得到"之类的回应来带过，或者询问当事人得奖后会去做的事是什么，再继续建构得奖后的奇迹图像。不过，若当事人提及的是如"希望死去的妈妈活过来"这样的事件，由于实在是不可能的，咨询师则可以沉默看着当事人，当事人常会因这份沉默而自己先行解套："我知道这是不可能的。"当然，咨询师也可以遗憾地表示（Macdonald，2011）：

"我们都知道这是不可能的。（停顿）我想知道，过去你的
母亲跟你在一起，都会做些什么事情？""她一直都很希望你可
以拥有什么样的人生？""如果你的人生有着她期望的内容，对
你、对她会有什么意义？"

倘若当事人不相信会有奇迹，或仍陷于痛苦中，结合假设
问句，咨询师还可特别以允许痛苦存在以及通过痛苦的"泪水
后的奇迹"形态问句来探问（Berg & de Shazer，2003）：

"当你为此事件痛苦流泪之后（停顿），如果（停顿），可以有
一个小小的奇迹发生，你会希望是什么？"

"在这样煎熬的试炼之后，如果，你坚信的上帝能告诉你他
的用意，你猜他可能会告诉你，这次的试炼对你的生命将会有
些什么样的价值。"

"如果有一天，当你历经被性侵的痛苦能够释放时，你会看
到自己有何不同？"

"我知道你很想念你刚过世的母亲，当你闭上眼，你会想起
她什么好？""虽然你很难过，但想起她的好以及你们可贵的互
动，会对于你面对失去她的情况，有什么帮助？""如果你将她
对你好的影响在你身上继续发挥，你又会有什么不同？"

这类的假设问句不仅能大大同理当事人悲痛的现状，又能
引导当事人在历经痛苦之后的现实里，仍可产生对生活一份小

小的盼望，而此盼望的发生并未否认问题的存在及其影响的事实；对一些当事人来说，这样的引导会更易使其愿意开始想象所欲愿景，而发挥类似奇迹问句的效益。

五、相信奇迹

在晤谈一开始询问当事人前来咨询的目标时，通常当事人会同时交错陈述他们不希望发生的事情以及他们想要发生的事。咨询师的职责，即是创造出能让当事人发现其自身解决之道的条件，并帮助当事人深入检视其内心，找出他们真正想要的目标以及达成目标的资源。询问奇迹问句特别能达到上述目的。

奇迹问句是 SFBT 相当重要的核心介入，能戏剧化地将当事人充满问题的思绪，转移至以解决之道为焦点的思考，而从谈论问题中"解放"出来（Fiske, 2008）。虽然咨询师并未保证奇迹一定会发生，但奇迹问句会引发当事人一个深层的相信与想象：他们的生活是可以改变的正向信念（de Jong & Berg, 2012）。而当事人在描述奇迹问句的细节时，当事人也接受了一种类似的暗示并历经一种预演：问题解决似乎"能够"或"已经"解决了（Berg & Reuss, 1998）。当然，在问奇迹问句之前，当事人需要有所预备。要去提问奇迹问句时，至少咨询师需要确认：

已得知当事人晤谈的大方向；要问的奇迹对当事人而言是相当重要的向度；以及，当事人已有一些正向思考与面对问题的预备。此时，询问奇迹问句将会比较有意义，也会比较容易成功（Berg & de Shazer，2004；Korman，2011）。

奇迹问句不仅邀请当事人想象发生正向改变，还会去深入至正向改变发生之后对生活的影响与结果（Fiske，2008）。即使奇迹问句的回应不可能提供所有的信息，但至少会得到的是当事人所在乎的面向，而可具体形成目标（Macdonald，2011）。奇迹问句及达成目标设定的原则，将从现在起步，使愿景、目标与现今生活产生联结，也可以帮助当事人看到许多小小改变的可能，以及对他们自己与周围的人所具有的影响力，如此，当事人的希望感将被提升。尤其，由于未来的奇迹愿景是由当事人所提供，将会是符合当事人生活脉络的，因而在当事人"如何行动"以及"想要完成何种愿景"两者之间，常特别能相互对应、彼此相合，所以，任何以此联结的行动将会较能成功执行，任何改变都较能长久维持（许维素，2014）。

所以，正如 SFBT 创始人之一 —— 德·沙泽（1994）所言："奇迹是当事人与咨询师之间的桥梁，将能使彼此一起共同创建咨询的未来成功。"（Pichot & Dolan，2003）

案例对话与反思活动

　　归纳着含泪的她一段沉重的表述，咨询师支持她："听你说了这么多，我尤其注意的是，你很痛苦于自己处于小三的这个位置，对于需要面对与遭遇的各种情况也很难受，所以你很希望自己能离开这个角色。"

　　"是的，我不想再这样下去，没有意义。"她继续默默地落着泪。

　　"是的，这些痛苦与难受让你更强烈地希望你的人生可以有所不同。你觉得什么样的新生活会比较有意义？"（认可支持，并尝试邀请当事人构想所欲的愿景。）

　　她点头又摇头："我不知道，我不甘心自己的人生只是如此。我的好朋友也一直跟我说不值得。"

　　"不甘心？"复述她的关键字。

　　"付出了一切，青春，到头来也是一场空。"

　　"嗯哼，那么，你的好朋友怎么会认为不值得？"

　　"因为他们觉得我很好，很优秀，他配不上我。"她红着眼眶说。

　　"那么，当你拥有什么，才会让你觉得甘心，或让你的朋友觉得值得？"继续邀请当事人往改变的大方向思考。

她停止流泪:"就是跟一般的女人一样,拥有一般的幸福,这真的很难吗?"

"你希望你的人生可以开始有所不同,能有一般女人可以拥有的幸福。"复述着她正向所欲的晤谈大方向。

"是的,是的。"

是询问奇迹问句的时机了:"那么,我想问你一个奇怪的问题,你的想象力好吗?"

"好啊,是什么问题呢?"

"假如今天晚上睡觉的时候,奇迹发生了,你今天带来跟我晤谈的问题解决了,你的人生不同了。但是,因为奇迹发生在你睡觉的时候,所以你不知道在一夜之间你的问题解决了。所以当你明天早上醒来的时候,你会发现有些什么不一样,而让你可以了解到你今天跟我谈的问题消失不见了,你的人生变成你想要的样子了?"

她难以进入,说:"奇迹,很难有奇迹吧。"

咨询师鼓励着:"就是因为很难有奇迹,所以奇迹才可贵啊。你可以猜想看看,假如有奇迹发生的话……"

"这我不知道。"她舒了一口气说,"我倒是相信人生有一些因缘际会、时机成熟之类的事情。我也没想过我会走到今天这个地步。"

顺着她的相信,咨询师再次邀请她进入愿景:"是啊,人生有很多因缘际会与变化。所以,如果说有一天,因缘际会的关系,时机也成熟了,你的人生开始有了变化,而且变成你想要的样子,就是,历经了这一切,终于走到了你想要的生活,像一般女人可以拥有的幸福那样,那时,你过的是什么生活?"

"嗯,不知道啊……"她皱眉。

咨询师静默地等候,望着。

思索许久的她终于接着说:"嗯……嗯……就是过得很满足,很能理直气壮,不用看人脸色……你知道吗,我现在觉得自己很丢脸,无法跟别人说我的爱人是谁,很苦的。"

坚持于建构愿景的邀请,并开展着奇迹发生后的后续提问。

"是的,很苦,不是你所愿的。"

"唉!我觉得这不是人过的,没尊严。"

"所以,过得很满足,很能理直气壮,不用看人脸色是很重要的。"再次复述她的期望,"那是指?"

"比方说,自己有足够的经济条件,开心地工作……怎么说,好难讲喔!"

重复着她的语言,再次邀请描绘奇迹图像,以维持想象:

"当你是满足、理直气壮、不用看人脸色、有足够好的经济条件以及开心地工作,你会跟现在有什么不同呢?"

"就是不会每日哭着睡着之类的。"

"还有呢?"

"开朗一些吧。我都一直在骂他、骂自己。"

运用关系问句加入构想奇迹的角度:"到那时你的好友看到你开朗时,不是一直在骂他、骂自己时,你会有什么不同?或是,在做什么是现在没做的事情?"

"不是为他活着,而是为自己活。"她坚定地说。

"可以多说一点吗?"

"例如做自己喜欢的事,像是,画画啊,旅行啊。"

咨询师企图汇整信息,以评量问句问:"那么,如果用 1 分到 10 分的量尺来评量,10 分是刚刚说的,因为因缘际会、时机成熟,你的人生终于走到你要的样子,你是满足的、理直气壮的、不用看人脸色、有足够好的经济条件以及开心地工作,你的好友也会看到你是开朗的、为自己活的、做自己喜欢做的事情,而 1 分就是相反的情况,那么,你现在是在几分的位置?"

"喔……2 分。就是开始有这些想法而已,没有任何行动。"她叹气地说。

一般化她的回应,咨询师说:"已经开始有些想法,只是还没去行动。那么,这发现对你有什么意义?"

"也是很重要。这样总是一个开始。"

"那如果换个向度来评量,10 分是你很希望自己能够做得到,1 分是算了,那么你现在是在几分的位置?"换不同的向度来激发当事人的力量。

"10分,当然是10分。不能再这样下去了。"她很有决心地说。

咨询师总结并肯定着:"所以,目前你很有决心,已经有了这些愿景,只是还没有开始付诸行动而已。"

"是的。"

尝试引导可以开始的第一小步:"那么在你刚刚描述的你很期待有改变的生活中,哪个部分是你最容易'现在'可以开始去尝试的?"

思考许久后,她说:"画画吧!"

"怎么说呢?"咨询师邀请具体化。

"因为很多事情得一步一步来,像经济、工作,我可以继续努力,但现在马上,可能像是画画这种,是应该可以马上做的。"

咨询师赞美道:"你很有分析能力呢。"

"我很喜欢画画的,我都忘了。"

"你喜欢画画,你画画的感觉是什么样子?"进入她在意的例外细节,以协助其回忆并提取优势的力量。

"专心,享受,心无旁骛,安定……远离痛苦。唉,很久没画画了。"

"除了画画,过去你还喜欢做些什么事情,尤其是会让你开心的、觉得为自己活着?"企图探讨其他可能的行动。

"其实,画画就很够了。"她坚定地说。

肯定当事人的选择,咨询师说:"真的。那么,现在的你,如果能想起来要去画画也真的多去画画,你目前的生活将会有何不同?"

"离开苦恼,心情会平静下来,画画对我太有疗效了。我太久没过为自己活的日子。"她很有灵感地继续说,"我想到了,让自己开始再去画画,增加这部分的时间。另一个是我想去念研究所,我研究所毕业后可以找更好的工作……我开始准备研究所的考试,我苦恼时就画画,这样我可以有生活的重心。我就比较不会一直陷在这感情里,比较离得开这段感情……"

咨询师自我反思

1. 对于奇迹愿景或生命的可能性,我的相信有多少?这如何影响我提问奇迹问句?

2. 对于奇迹问句背后对当事人愿景的力量以及其自我决定目标的尊重,我能做到的程度是什么?我要如何更能提升这份尊重?

3. 对于上述的案例,我还可以应用哪些奇迹问句的不同形式来提问?

4. 在上述的案例对话中,我关注到咨询师如何维持当事人于奇迹问句中的对话？

　　5. 从上述的案例对话,我发现奇迹、目标、例外、一小步是如何相互关联的? 这对我进行咨询工作有何帮助?

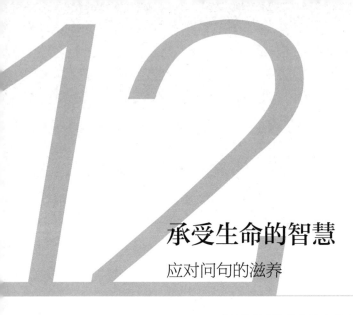

承受生命的智慧

应对问句的滋养

　　SFBT"知觉转换"的介入方式之一是应对问句。应对问句的使用，能把晤谈焦点转移至当事人自发的应对策略上。这不仅具有深度同理与鼓舞性，又可协助当事人掌握具体的行动策略，促发当事人动用自身优势，重建对情绪与生活的掌控感，从而来面对生命的种种挑战。

深受后现代哲学思潮的影响,社会建构论者的SFBT认为,个人所谓现实是被人们发明的及赋予意义的,因而每个人所知觉到的现实不尽相同,也没有所谓绝对的、固定不变的、客观的现实(O'Connell, 2001)。一如灾难、意外、疾病以及其他不可预测的事件,可能随时发生在任何人的生活里,但是当事人如何知觉及赋予困境的意义,才是关键所在。同样地,来谈当事人常对目前遭逢的困境有着无法负荷的感觉,而此无法负荷感并不是由咨询师来判定目前困境是否已然超过当事人原有应对能力所能应付的程度,乃是当事人"主观的知觉"(Berg & Steiner, 2003; de Jong & Berg, 2012)。

SFBT认为,每一个人的压力与情绪都是很个人的,只有自己最了解自己的状态。每个人希望自己在面对困境时的样貌,以及期待用什么方式达成何种特定需求或目标,并不尽相同;而咨询师对当事人的期待与看法,也常会与当事人本人有所差别。因此,对于当事人的主观世界,SFBT咨询师需要区分自己的想法与当事人的知觉,也需要对当事人怀抱着一颗好奇的"初始之心",愿意对当事人的想法有惊奇发现的机会。咨询师还需要对非预期的事情能够开放,仿若每一件事都是第一次听到、看到,而不会有自动化的标签。在咨询互动的过程中,咨询师需特别捕捉当事人描述自己经验的语言，因为语言是一个重要的媒介，反映着当事人如何在告诉自己与别人他是怎样在诠释某一个特定议题；当事人选用的语言，将能协助咨询师融入当事人的想法，了解当事人主观诠释的架构与独特经验的意义，而找到可与之对话的位置（Johnson & Webster, 2002）。

所以，SFBT 相当尊重当事人的知觉，而 SFBT 疗效的发挥，即是在当事人知觉层面的"知觉运作"进行工作（de Jong & Berg, 2007）。亦即，SFBT 咨询的介入，是透过当事人"知觉的改变"而产生疗效。如在面对当事人历经失落与悲伤课题时，远离传统心理咨询深入探讨失落与悲伤之深层经验的做法，SFBT 咨询师会大大接纳当事人处于困境中的观点与知觉，并运用与咨询互动中所建构的"解决式谈话"历程，来协助当事人"转换"知觉，并与当事人共同建构出另一种真实的感受。一旦当事人"对现状的感受"被解构了，将会打开一个先前并未意识到的新可能性的所在（Simon, 2010）。

SFBT "知觉转换"的介入方式之一，即是帮助当事人能更进一步地发现、证实与确认自己力量与优势之所在（de Jong & Berg, 2007），而此力量与优势也将成为当事人面对、承受、因应、处理或化解困境的重要资源。其中，SFBT 应对问句，就是非常重要的介入工具（许维素，2014）。应对问句的使用，能把晤谈焦点转移至当事人自发的应对策略上。这不仅具有深度同理与鼓舞性，又可协助当事人掌握立即可行的具体行动策略，促发当事人动用自身优势，重建对情绪与生活的掌控感，承受与面对生命的种种挑战。

一、应对问句激发生命能量

应对问句引发当事人及咨询师共同探讨与发掘当事人为了对抗问题与承接困境所做的挣扎与努力。这是一个相互协助的发现之旅，因为咨询师本来并不知道当事人的这些应对方式，而当事人往往也没有特别看重。当咨询师以一种愿意了解的好奇、尊重的态度去询问应对问句时，往往会听到令人感动的力量与人性尊严。

应对问句以现实为基础，从晤谈对话中提取出当事人微小且不可否认的成功之处。因其代表着当事人已经做到用一些有用的方式去开始适应由困境或创伤事件带来的影响与生活，而暗示着当事人身上有非常值得讨论的既存成功与隐含力量。

可知，应对问句就是探究既存例外的一种形式，应对问句的答案往往会成为拓展其他策略的重大基础（de Jong & Berg, 2007）。例如：

"到目前为止，你发现什么人、事、物对你会有一些帮助？"

"到目前为止，你觉得做了什么，对你来说是有些帮助的？"

"你是如何一路熬过来的?"

"你是怎么能撑这么久的?"

"你如何使情况没有更糟?"

"在这么慌乱的情况下,你是怎么帮助自己来到这里的?"

"你怎么愿意持续努力想要帮助你的孩子?"

当咨询师对于当事人自发产生的策略展现出尊重与看重,将能把当事人专注在害怕、寂寞和惊恐的事件的心力重新转向,专注与肯定于当事人已在为其生存所做的付出(Hansen,2005)。例如:

"此事件中,你有这样生气、伤心的感觉,你都是如何安抚自己的?"

"在这件事情中,最令你感到困难的是什么? 你又是如何度过的?"

"这件事是你生命中最难受的一件事情吗? 你何以能坚持下来?"

创造希望与判断当事人的状态,即是咨询师的智慧所在。有时,若当事人诉说很多的苦楚,咨询师需敏感于他可能有自杀的意念,也需真诚地询问:"在这么困难的情况下有想过自杀的事情吗?"或者进行相关的安全评估。但是,不管当事人的答案是什么,应对问句仍然是咨询师可以持续使用的技巧,因为应对问句尊重当事人现在所知觉的无力感,却仍邀请他们看到自己如何存活下来、如何持续承受与对抗此一困境的小小资源、方法与力量，这对于觉得自己已经被困境事件所淹没的当事人来说，特别具有意义。

此外，有着高情绪或处于危机中的当事人，很有可能在一开始晤谈时，无法进入奇迹问句的引导，或想象与回答他们想要什么改变。若咨询师一直邀请当事人谈论未来如何可以达到更好的目标，当事人可能无法接受，甚至会觉得咨询师不理解此刻的他。此时，咨询师可以尝试引导他们觉察生命中既存的力量和资源，让当事人的自尊、能量感及希望感有所提升，当事人才比较容易跟随奇迹问句，开始描绘与想象所要的目标与愿景，因为，盼望是需要能量承载的（许维素，2009, 2013 & 2014）。

二、深究强化蕴含生机的日常行动

应对问句的应用，是提升当事人能量的最佳媒介。配合例外架构，应对问句常着眼于非常小的、不起眼的、但确实是真实已经执行的诸多具体生活细节。面对当事人一直受到失去亲人的影响，咨询师不必试图让当事人立刻从丧失亲人的悲伤历程中转移到别处，而是去了解：目前当事人的情况何时稍微好一些？什么样的事情，会对他们有一些帮助？比如，整天待在室内的帮助是什么?当事人如何发现放下窗帘让房间变暗是对他有帮助的?或者,他曾经进行了哪些仪式化的行动,而觉得好一点点?这些仪式具有哪些意义?亦即,在尊重与接纳当事人现状的同时,咨询师应慢慢引导当事人辨认出到目前为止任何有助于自己的资源与方式,甚至能发展成一个长远有效的策略(Berg & Dolan, 2001)。例如:

"我知道你先生过世后,对你影响很大 …… 但是,你早上是如何让自己起床的?"

"如何面对新的一天?""这对你来说困难吗?""你是怎么帮助自己做到的?"

"何时睡觉可以睡得长一点?""睡着时跟没有睡着时,有什么不同?""在这么难过的情况下,上次是怎么帮助自己睡着的?"

强调每一天、每一片刻的应对,是很重要的;尤其对于身陷危机与挫折的人来说,能起床、吃饭、穿衣、出门,都是需要花费很多能量的(de Jong & Berg, 2012)。

应对问句可配合着例外问句,更可着重于当事人未曾看重但却蕴含生机的生活细节。这类方向的提问,会让当事人发现他并不是无时无刻被可怕的念头所盘踞。有时,咨询师还会惊讶地发现,有些当事人竟然可在两次的沮丧情绪之间去做些上班、接孩子、煮饭等功能性的事。因此,当咨询师注意到当事人

在痛苦中仍能做些"不一致"的日常行动时，便可以直接提出
（Fiske, 2003 ; Hansen, 2005）：

"你有多常想到要自杀? 想到自杀的时间比率有多高?"
"何时不会想到? 那时你在做什么?""这些方法怎么会有帮
助?""你怎么能在这么难受的情况下，还能想得到这些好
方法?"

"发生被人骚扰这件事，对你的影响是什么?""你当时做了
什么而没有让更糟、更差的事情发生?""之后，你是如何让你的
生命扉页可以开启另一章且包含了其他面向?"

"在你目前觉得自己是如此忧郁的情况下，你是如何能继
续照顾好孩子的生活及日常所需的?"

"面对此一巨变，对很多人都会打击很大的。你又是如何
照料整个家庭的呢?"

想象一下，处于困境的当事人常常觉得忙了一天、花费了
很多的能量，却仍在原地打转，这种没有进步的感觉自然令人
很受挫折。若再加上有其他人指责当事人没有任何进展，往往
会令当事人更为痛苦。当咨询师能以一种真诚、好奇的态度来
提问应对问句时，当事人往往会有不可置信的惊讶反应（Berg
& Reuss, 1998）。然而，要有心理准备的是，有些处于困境中的
当事人可能还是会否定咨询师提问应对问句的意义，这是很常
见的反应，因为他们只是"暂时"还没有发现这些问句意图询问

相关举动的意义。咨询师可于之后合适时机再试着强调这些小小自发行动的可贵性（Berg & Reuss，1998）。

倘若当事人已经很认真地在思考回答时，咨询师便可立即以关系问句及差异问句结合振奋性引导来多加引导，让当事人停留于体会这些已然是例外行动的应对细节所带来的力量，或是找到让情况没有更糟的可贵资源（Fiske，2008），例如：

"在这件可怕的绑架事件发生的当时及之后，你觉得你做了什么对的、正确事情？""你是怎么想到的？""你觉得这些事要继续多做吗？""如果多做会有什么不同？"

"你做了什么让自己在此危机事件中活了下来？""活下来的意义是什么？""谁会最佩服你从这事件中存活下来？""他会最佩服你在这过程中做了什么？"

"你的先生会说，你是如何熬过这种种的挑战的？""当周围的人也看到你的力量时，会如何表现出他们的发现？""你又会如何保持这个力量？""如果继续保持，你的生活会有什么改变？"

"你当时怎么能做到的？""你第一步先做了什么？""你当时是怎么告诉你自己的？""还有什么力量帮助你做到的？"

三、应对策略可为立即执行的行动

当事人需要体验到小小的成功，以维持继续努力的动力（Berg & Reuss，1998）。由于大改变往往是困难的，小小的成功经验会带来一丝丝的希望，让人觉得未来的改变是可能的、可以掌握的、可以发生在现实中的。一旦在晤谈中咨询师觉察到当事人可能具有的优势力量与应对策略，不管多么模糊不清，咨询师的角色就是要探索和揭露这些优势力量与应对策略的运作细节及可能影响，或是澄清造就了这小小优势力量与应对策略的智慧与方式。尤为重要的是，一定要协助当事人了解，要使这些小小优势力量与应对策略能够再次复制、再次发生作用，当事人需要掌握什么样的重要元素（Pichot & Dolan，2003）。

SFBT咨询师还需要持有另一个非常重要的信念是：处于困境中的当事人已经花了很多力气，让自己能到达目前的状况，能让自己没有更糟，已经是很难得的事。所以，透过应对问句，让当事人知道如何先稳定自己或让情况没有更糟的努力与作为，常会激发当事人目前值得继续先多做的行动。例如：

"你在当时或事后做了什么，让情况没有更糟？"

"若你没有做这些努力，你猜情况会跟现在有什么不同。"

咨询师要特别注意，处于困境中的当事人，因其情绪与状态，常不容易在此时学习新的策略，所以应对问句答案中的策略，是当事人已经在做的行动，是当事人能够负担或愿意执行的行为，所以往往是当事人"立即"可以再多加应用的方法（Berg & Reuss，1998）。对应于此，在晤谈的反馈阶段，咨询师会将应对问句中当事人所在意的人、事、物加以汇整，并鼓励地提醒"优先"多加应用这些应对策略，以稳定现状或小小突破之，甚至还会联结到更大的、原有的资源支持系统。这对处于困境或危机中的当事人是特别受用的。倘若，透过晤谈，处于危机中的当事人一时仍然无法找到有效的应对策略，此时，当事人也会自知自己需要更多其他外力的加入协助，咨询师也可在危机的安全性评估与介入上更有把握地引用社区相关资源（de Jong & Berg，2012）。

因此，一如对例外经验的探讨，应对问句所获得的内容，甚至可谓是防止当事人更为恶化的重要保护性因素（Fiske，2008）。应对问句帮助当事人充分觉察、探讨与了解自己自发的行动，往往可使当事人觉察与认可自己已在"复原"的路上，而非如想象的那样陷于原来认定的困局中。如此，当事人的知觉转换已然发生。即使，当事人没有立刻采用例外经验或应对问句中的方法，但是当他能开始确认、欣赏、珍惜、感谢自己的付出或与困难对峙时，将位于一个比较好的位置去产生改变。亦即，透过应对问句所进行的重要觉察与练习，将会协助当事人建构对抗与处理困境的希望、动机与策略，同时，也将会帮助当事人离开"受害者"的位置，而以"生存者""应对者"的姿态来看待历经生命挑战中的自己（de Jong & Berg，2007；Hansen，2005）。

四、与问题共处的不可避免性

当事人来谈时，常会提及种种困难。对于克服困难的看法，咨询师要特别尊重当事人自身的感受，因为感受是无法勉强规定的，但是这种主观感受可尝试经由前述的知觉转换而有所转移改变。然而，在现实生活中，有些困难真的是暂时无法克服，或是难以全部解决，甚至是不能改变的，此时，咨询师除了尊重当事人的主观感受以及评估克服困难的可能性与方法之外，咨询师也可以先用"应对问句"引导当事人思考自己面对困难的态度：

"会如何欣赏自己一直在与困难对峙？"

"为何没有放弃面对问题？"

"是如何帮助自己支撑到现在的？"

在充分展现咨询师对当事人的支持、理解与欣赏之后，再看当事人是否同意咨询目标定位于：不管困难何时可以解决，或能解决到何种程度，都要了解当事人需要什么，才能帮助他面对困难"暂时"无法克服或者难以"全部"克服的事实。

　　常见当事人会期待咨询师能让问题立刻消失，有些咨询师则希望当事人立刻改变。然而，"罗马并非一日造成"，问题的产生既然非一日而成，要问题立即消失，有时也如天方夜谭。接受生命的限制，是一个需要学习以勇气与智慧来承担的历程。所以，在等待改变发生的过程中，"与问题共处"也成为面对困境时另一个可能必须练习接受的过程。例如：

　　"如果这困境目前暂时无法解决，你又会需要什么来帮助现在的自己接受这一事实？"

　　"什么人、事、物会帮助你暂时与这问题可以共处？"

　　"在继续尝试解决困难的这段时间，除了解决困难以外，还有什么事情也是很重要的？"

　　"在暂时与问题共处的这段时间，你需要如何照顾自己来支持下去？"

　　"在暂时与问题共处的这段时间，什么力量会继续支持你不放弃突破困境？"

　　举例而言，一个担忧考不上大学的当事人，需要学习接受高考及其应考压力必定存在的事实，同时也需发展如何应对压力与有效的考试策略，甚至于之后还可能需要学习如何面对非预期的结果。又如一名担心被裁员的职员，必须学习接受职场的变动与不可控性，而能在更努力工作以保有工作的同时，亦能懂得开始发展日后可能被裁员的生存技能。而对于被幻听困扰的当事人,引导他讨论如何应对这些声音的打扰、何时不会被这声音所干扰、何时可以不听从幻听的声音等能稳定自己的主控力量等例外经验,亦可以谈论如何与问题共处。

而对生重病或者生命垂危者,咨询师或许可以结合应对问句及其他技巧如此提问(Macdonald, 2011):

"在住院期间,你是如何帮助自己继续撑过来的?""你做了些什么事情,是你在没有住院时也会做的事情?""对于住院情况的处理,何处让你惊讶自己表现得不错?"

"若你表现得更好些,你又会如何知道?""到什么样的程度,你会觉得这件事是在一个'够好'的控制状态?""到时候,你的情况看起来会是如何?""会跟现在有何不同?"

"你在最近的日子里,拥有了什么样的生活,让你觉得能持续久一点,会是很好的?""所以,你希望从现在到生病过世之间,你过的是什么样的生活?"

"有一天,当死亡来临时,你希望死亡之前发生什么,会让你对生命的结束没有遗憾或少一些遗憾?""在现在的日子里,何时遗憾少一点?""最近,当遗憾感受强烈一点时,你做什么会让它少一些?"

"现在的生活中若有什么不同,会让死亡可以变成是一种'好的离去'?""你是怎么能让自己可以拥有这样面对死亡的思维?"

换言之，在当事人一时无法立刻全然克服困难时，咨询师需要协助当事人寻找勇气与力量，来面对与承受需与问题共处的生命限制事实；进而，较能做的是，在事情已经无法改变以及负面影响已然存在的事实下，尝试协助当事人找到让问题纳入生活的调适策略，减少负面影响的应对方法，或做目前当事人能有所掌控的行动，以至于使当事人能在现实与生命的限制下，在可能的范畴中，仍有控制感地发挥创造应对的能力。

五、自我照顾的可贵学习

面对生活中许多的困境或挑战，很多时候都会成为生命智慧的来源。特别在与问题共处的阶段，为了能持续面对既存的影响，咨询师特别需要鼓励当事人觉察或学习"自我照顾"这一健康导向的自我协助，而朝着健康、成长与适应的方向前进。

自我照顾是人生而具有的本能。每天，人们都会做一些维持基本生存、保护自己免于危险的动作。当人们生病、受伤或遭受威胁时，人们也会采取必要的措施。尤其，当事件超出人们的理解与经验时，人们就会探究状况何处不对，然后思考接续的介入动作。但是，这些措施、动作及其背后所具备的各种能力，常常会被人们视为理所当然，其实这些能力都是非常可贵难得的生命资产。

换言之，自我照顾的观点所重视的不仅只是治疗或是解决问题或困境，更强调懂得如何与问题共处。自我照顾观点的加入，将会带给当事人一种自我效能感，让当事人在面对未来可能发生的情况时，相信自己具有一定程度的应对能力，而使当事人的自我控制感增强。这种自我控制感对于降低各种因困难与危机所衍生的焦虑与失控感，是特别具有意义的（Johnson & Webster, 2002）。

对于如何提升当事人在与问题共处时的自我照顾意识，其重点可为：

* 帮助当事人在面对困境的主观经验里，能够聚焦地思考与觉察自己是如何在自我照顾的。
* 哪些自我照顾的方式是特别有效的？
* 他个人所拥有的资源与信息是什么？
* 各种方式、信息与资源所带来的差异与效果是什么？
* 如何能将已经拥有的各种技能应用在不同的情况中，而使得自身的应对能力更加宽、更加深？

"自我照顾"意识的增强，将催化当事人实际发展自我照顾的能力，帮助当事人以最适合的方式满足自己独特的需要，因此，懂得自我照顾的当事人能够做到适切评估情况，有能力执行日常生活所需，且能适应目前情况包括问题的存在，而对生活仍有一定程度的满意度。所以，在持续面对困境、与问题共处时，咨询师若能同时催化出当事人的自我照顾能力，提升其个人与社会的适应性，让当事人懂得自助地减少任何生理或心理可能的伤害，并尽可能维持生活的完整独立性，面对困难的工作就不再只是消极地等待，而是能积极地从中赢回生命智慧的价值。

然而，重要的是，咨询师在协助当事人发展自我照顾的能力时，需如同护士一般，要有一颗"纯净的心"。"纯净的心"是指咨询师基于对自己、他人与环境的尊重，相信每一个人都是独特的、懂得如何表现自己的，也认为每一种事物在宇宙中的存在，都是有其特定的意义与目的的。"纯净的心"对健康很重要，其意指"活在当下"的同时，咨询师对于自己即将采取的行动能先行思考，并能够把个人的问题妥善地加以处理与照料，而不致对带领当事人发展应对困境能力的任务造成干扰。换言之，为了拥有纯净的心，咨询师需要先帮助自己妥善处理面对自身困境的各种情绪与压力，将个人身心与家庭环境有所安顿后，才能离得了自己在面对困境过程中的负面思考，如此，也才能做到尊重与观察当事人，并与当事人发展正向健康的情感沟通，协助其找到适合自己的自我照顾之道。

六、将当事人生命困境转化为成长的阵痛

不少当事人的问题是很冲击人心的，如天灾人祸、家破人亡、虐待遗弃。然而，面对生命的限制，最终仍需要接受与面对，虽然这是一个不容易的过程。面对生命中许多突发事件，SFBT 提醒着：事件已然发生，能够改变的是如何看待与如何应对 —— 如何把生命中各个事件的负面影响降到最低、正向影响提到最高 —— 而此，也成为 SFBT 咨询师能陪伴当事人面对生命各种挑战与限制的重点工作方向之一。

例如一位因车祸而失去右腿的当事人，需要接受已经失去右腿的事实，调适内心的痛苦与失落，也需要与失去腿的事实共处，并找到一个可接受的处理策略，如接受医疗技术介入以及新的行走方式。或许，当事人甚至还能从此事件中产生更多悲天悯人的心以及自助助人的动力。所以，当事人的生活可能因某事件而有局限，但其生命的宽广度反而可能因为此事件而有所拓展。所以，对于当事人所遭逢的痛苦，咨询师是需要接纳与理解的，但是也可以用正向的眼光来看当事人的痛苦 —— 视其为一种"成长的疼痛"（Berg & Steiner, 2003），而当当事人走过这些痛苦时，能带来拓展成长的生命智慧。

当咨询师能接受当事人"成长的疼痛"的存在事实与可能

价值时,咨询师也较能承接当事人许多悲痛情绪的波动与个人状态的变化。当然,咨询师也需要接受一个事实:咨询师无法全然帮助当事人避免生命不可控的种种挑战。"不经一事、不长一智"常是一个不可避免的历程。毕竟,生命是属于当事人自身的,咨询师所能做的是:帮助当事人成为他生命的专家!

若再回到阴阳太极图来作为结论(见图 12.1),对于生命的苦难及其影响,SFBT 咨询师较能着力于协助之处为:当事人生活中的负面事件已经存在了,且事件的相关负面影响也已经发生了,想要使这些事件及其影响立刻消失,是一个不可能的目标;咨询工作应聚焦于协助当事人接纳困境,懂得与问题共处,学习承受与应对该事件及其影响,并在此过程中发展自我照顾的能力;进而,当事人更能发展一些具有建设性的观点与具体行动,而使该事件的负向影响减至最低,正向价值与意义增加,让当事人能从此事件中变得更为坚强、更有智慧、更有行动力等,而真正成为当事人现在及未来处理种种不可预期挑战的生命智慧!

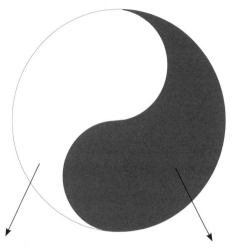

◎如何承受、应对已发生的
　事件并与之共处
◎如何把负面影响减到最低

◎已发生的事件
◎事件产生的负面影响
◎如何把正向意义增到最高

图 12.1　SFBT 对生命困境事件及影响的辅导重点

案例对话与反思活动

这位看起来精疲力尽的母亲是这样说明她来谈的缘由的：

"其实我不知道我为什么要来这里，只是我觉得我应该来这里。我不知道我该怎么说我的问题，因为这好像也不是能解决的问题，但是就是想要来到这里。"

咨询师温暖而坚定地说："一定有很重要的理由，让你觉得来到这里会有一些意义、一些帮助。"

"是啊，因为我不知道我一个人要怎么走这段路，问了别人也没有意义的。"母亲叹气地说。

一般化地说："所以，你知道是自己得走这段的，即使暂时不知道怎么走更好。"

流下泪的母亲说："我的孩子就要死了，医生诊断他脑部有肿瘤，随时会死，突然发现的。他这么优秀，已经念完硕士、找到一份好工作，但是，还是没有办法……天意难违……"

"真的?!这真是很令人震惊的事情啊!"咨询师支持着。

母亲哽咽地说："震惊又如何？也只能接受，我只有这个孩子。"

咨询师关怀地问："嗯，知道这件事多久了？"

母亲无力地说："三个月，这三个月简直不是人过的日子，一直跑医院,心力交瘁。"

咨询师继续共情着:"当然,一定是的。"

母亲说:"尤其心里真的很难过,很难过。"

"难以想象你怎么熬过这三个月的。是什么力量帮助你熬过来的?"企图支持并探索母亲自发的应对力量。

"不知道的,就是忙着应付发生的事情啊。然后告诉自己,就是只能接受啊,只能接受啊!"

咨询师说:"你怎么能够让自己说出'只能接受'这句话的?这真的很不容易,尤其只有一个孩子啊!"咨询师看到这位母亲的智慧隐隐闪光。

母亲说:"我也是一个学科学的人,我是一个研究人员,我知道这种事只能接受,即使我很难过。我只是……我不知道……我要怎么走下去。"

咨询师困惑而好奇地关注当事人的在乎:"走下去是指?"

母亲认真地说:"没有了孩子,我怎么过自己的日子,我先生也已经过世多年了。"

咨询师惊叹地问:"当然,如果你愿意,我很愿意陪着你讨论,你要怎么继续过自己的日子。但是,你知道吗,我很佩服你,怎么能在这个时候这样接受可能会来临的事实,而且还未雨绸缪地开始想要去预备未来只有一个人的日子?"

母亲讶异地看着咨询师:"这很难得吗?"

咨询师坚定地肯定："当然，不是每个人都能做得到这样面对这么困难的处境。"

沉思的母亲说："之前，我先生过世，我也以为日子难再走下去了，后来工作与孩子救了我。"

咨询师澄清母亲可贵的承受力："怎么说呢？可以多说一点吗？"

"就是得忙着照顾孩子，就是得继续上班维持生计，无暇管别的……我也学会了，日子是得自己走下去的，身边的人终究会离开。"

咨询师好奇地再次凸显母亲的生命智慧："在当年先生过世那么难熬的日子里，你是怎么能有这番体会的？"

母亲："就是慢慢体会，慢慢学会……所以，我知道孩子要走了，我会难过，我必须接受，但是，之后我要如何支撑我自己继续过日子，我真的不知道接着该怎么办。"

"之前先生过世时这么刻骨铭心的经验，让你知道，什么是会经历的，虽然都很不容易，但你似乎都有预备，也能够接受。而你特别需要讨论，只是自己如何支撑自己继续过日子，这一个部分你很清楚将会是很重要的、很不容易做的。"咨询师肯定着母亲，并再次确认母亲的咨询目标。

母亲："是的，那目前对我是最难的。"

以假设问句理解母亲的需要，咨询师问道："如果你现在能知道孩子过世后,你可以如何支撑自己继续过日子,那么,对现在的你,会有什么意义?"

母亲清晰地说:"那我比较不会害怕面对孩子生病的苦痛。"

咨询师温和追问可能的正向改变:"如此一来,你可能会有何不同?"

母亲:"更能好好陪着孩子面对这一段路……我不要一直担心未来,我就更能专注于现在。"

咨询师肯定她,并尝试探究母亲的愿望:"这对现在的你怎么会这么重要?"

母亲叹口气说:"我和孩子相处时间不多了,我不知道我应该做什么,但我想要更能专注于现在,好好照顾他,好好陪他。"

咨询师衷心地赞美着:"因为过去的历练,因为你的专业训练,你能这么快地稳住自己,知道自己值得努力的方向,就是能专注于现在,好好照顾他,好好陪他,真的很不容易。"

母亲沉默一阵子,含泪地说:"因为这是我现在能做而日后最不会后悔的事。"

"是的。这对你现在来说,是最有意义的……那么,这三个月来在常跑医院的情况下,在什么时候,你觉得你比较不担心未来、更专注于现在的,或者比较觉得自己有陪伴到孩子、照顾到孩子的?"尝试探讨新近的例外经验。

"嗯,我不知道,嗯……"

"少一点点担忧的情况也好,或比较靠近你想要的状况也好。"咨询师再次鼓励着母亲找寻着小小成功应对经验。

"我上次写日记回顾我的一生时,哭了,写完却很平静。后来看着孩子因为病痛哭叫时,我比较能忍受,比较能思考现在做什么,比较能专心陪着他,而不是一边处理一边心里很慌。"

"喔……写日记怎么能帮你有这样的变化呢?"咨询师肯定地深入着。

"回顾,整理,更承接生命的一切吧。"

"这真的很不简单。在这样的情况下,你怎么会想到要去写日记的呢?"再次探究母亲的自发应对力量。

"我很乱,我很需要安静下来,我告诉自己要冷静下来……我想起先生过世时,孩子还小,我得一个人面对,我就一直写日记,写了好几年……"母亲继续诉说着她的力量……

咨询师自我反思

1. 我个人曾经有过有效应对困境的经验吗?当时我是怎么做到的?发现这些有效应对的经验与策略,对我个人的意义是什么?

2. 在上述的案例对话中,你发现应对问句如何对当事人发挥作用?

3. 在上述的案例对话中,在贴近当事人的情绪脉络下,我可以如何替换不同的应对问句?

4. 对于应对问句背后对生命诸多的看法(如与问题共处和自我照顾),SFBT秉持的信念对我的帮助是什么?对我担任咨询师的帮助是什么?

5. 对于SFBT透过应对问句可以协助当事人的咨询方向(如减少负向影响、增加正向价值),对我担任咨询师的帮助是什么?

13

扩大与转移知觉的宝器

评量问句与关系问句的应用

咨询师除了理解、接纳当事人现有情绪、认知、行动的知觉之外,透过扩大与转移知觉带给当事人的改变是 SFBT 的核心轴线。在晤谈中,评量问句、关系问句及两者的结合使用,是有助于扩大与转移当事人知觉的重要代表技巧。

　　SFBT 强调晤谈需要在当事人整体知觉下功夫。咨询师除了理解、接纳当事人现有情绪、认知、行动的知觉之外，透过扩大与转移知觉带来当事人的改变是 SFBT 的核心轴线。在晤谈过程中，评量问句、关系问句及两者的结合使用，是有助于扩大与转移当事人知觉的重要代表技巧。

一、多元功能的评量问句

　　评量问句运用了一个刻度量尺的工具，此一刻度量尺通常为 10 个刻度（也可依需要改为百分制或五分制）。常见顶端的 10 分是代表当事人所欲的结果或奇迹的图像，1 分则为相对的低点，再询问当事人目前所处的位置，及其与奇迹愿景的距离与差异，进而逐步引发当事人朝着自己所欲愿景的方向，以适合自己的速度与方式，向前迈进一步。评量问句经常接在奇迹问句之后使用，而有"奇迹评量"的雅称（de Shazer et al., 2007）。

（一）运用评量问句的基本原则

　　评量问句在 SFBT 中广为应用。使用评量问句时，咨询师只需提出最高分（10 分）与最低分（0 或 1 分）所代表的意义，再由当事人来评量他自身的知觉以及思考别人可能会给予的评量分数即可（Pichot & Dolan，2003）。评量问句以数字来代替语言的描述，是极具弹性的，且几乎只要能懂数字的人就能回答。由于当事人透过评量问句将许多难以表达的观点、抽象的情绪状态、内在的感觉等的内容与强度量化出来，提供了非常有价值的信息，往往可以协助咨询师评估与了解处于困境中或功能暂时偏低的当事人此时此刻的状态。即使在当事人语言表达能力有限的情况下，评量问句仍可帮助当事人具体表达自身的状况（许维素，2013 & 2014）。

亦即，评量问句可帮助当事人表达出过去经验的复杂感觉，也可评估未来的可能性，而把处于困境中的当事人常见的强烈而抽象模糊的反应，转化为更具体、可测量以及可介入的行动（de Jong & Berg，2007；Hansen，2005）。例如，处于困境中的当事人往往难以主动提出任何例外，或是不愿描述自己太多生活细节，此时，评量问句就是很适当的工具，因为当事人只需要说分数，甚至不需要详述分数所代表的详细内容（特别是负面的事实），仍能使晤谈继续往前迈进。

"如果10分表示问题解决时你能过你想要过的日子了，1分表示当时你很痛苦地决定必须打电话预约晤谈，今天你来到晤谈室了，你觉得你目前在几分的位置？"

"如果1分表示目前的情况很糟，10分表示情况慢慢在恢复正常了,你现在会给自己打几分?"

"10 分表示你可以看到一点点的希望与亮光,1 分表示完全没有希望感,你目前在几分?"

若当事人的情感状态可以被确认接纳、被审慎地评估,将能帮助当事人辨认出他们可以做哪些想做的事或必须做的事,而能影响与改变因困境所产生的情感状态。即使是面对有创伤的人,评量问句也很适合协助当事人开始沟通他们的需求。因为对于难以表达的当事人,以数字来表示自己要容易得多,而对于一直倾诉的当事人,评量数字则产生归纳的效益。透过评量问句的讨论,也让当事人能加快产生接纳情绪的效益以及处理情绪的有效行动,而此也传递着痛苦不会如此一直恶劣地缠着当事人的暗示性(Berg & Dolan, 2001)。

咨询师需尽可能地让当事人的评量分数"说话",唯有由当事人与咨询师共同建构出来的数字才具有意义,才能协助当事人及咨询师了解与澄清处于困境的情况,并启动任何改变的可能(许维素, 2009)。即使当事人有身陷囹圄之感,SFBT 咨询师都持续抱持着未来导向,试图了解当事人希望他的生活可以有什么改变,以及他需要做什么才能造成此改变;因为倘若当事人对所欲改变描述得越具体、有越多的细节产生,当事人改变的可能性也就越大(Pichot & Dolan, 2003)。因此,为使评量问句的回答对当事人产生作用,咨询师要记得先多问当事人"为

什么会有目前的分数""曾经有过更高的分数"与"如何使分数
增加"等方向问句。当提及变得高1分时，可先询问"高1分会
与现在有何不同"的差异问句，以及"周围重要他人所见所想与
当事人的差异"等刺激，能使当事人有所暖身，而可激发出增加
1分的灵感。例如：

"为什么会有此分数？你是怎么做的？什么帮助了你？"

"什么力量让你不是处在最低分？"

"需要什么才能继续维持这个分数？"

"这三个月来有比现在分数更高的时候吗？"

"与你同住一起的室友对你现在的评量分数是几分？"

"当你再进1分时，他会看到你跟现在有何不同？"

"那时，你会做些什么事是现在尚未做或不能做的？"

"或者不用做些什么事是现在必须做的？"

"需要发生什么才能让现在的你往上走1分？"

使用评量问句时，咨询师仍须同步于当事人的状态且稳扎
稳打地进行，不可激进地将当事人推至某一个评量分数或变得
好些的位置。例如，咨询师需注意当事人目前的能量与改变的
意愿。若当事人的能量意愿偏高，则可多加询问：为了使分数
更接近奇迹1分，当事人本人需要做些什么；若当事人的能量
意愿偏低，则改为先探问"如何先维持平稳"，"周遭需要发生什
么"以使当事人觉得压迫感不会那么强烈，也比较容易掌握。

　　倘若当事人在回答如何提高 1 分的描述时过多纠结、很难执行，咨询师要再次提醒当事人，只是 1 分的间距；或者以增加 0.5 或 0.1 的小分数来引导当事人思考真正的一小步。若当事人能回答已有的分数却表示不知道量尺分数所代表的意义，至少仍表示当事人并不否认自己已经拥有一些优势力量。面对当事人的一时不知道所打出来分数的意义，咨询师可以请他再想想，或过一会儿再次邀请，也可以设计另一个向度的评量问句再加以询问（de Jong & Berg，2007；Pichot & Dolan，2003），例如：自尊的程度、晤谈前的改变程度、对改变的投入程度、问题需优先解决的次序、对希望的看法、愿意修复关系的努力度等。

　　特别值得注意的是，由于当事人身处困境状态的独特性，咨询师在选择评量问句的两端时，需要透过专注倾听、不预设的态度以及晤谈共同理解基础，同步于当事人的整体知觉与情绪状态，配合当事人的状态及其曾描述过的事项，细腻地设计引发各种微小正向力量的向度，以能不躁进地推进建构解决之道。例如，咨询师不可预设当事人打出的分数高低的意义，例如 1—3 分不见得在当事人的标准中是较低的分数。每位当事人对每个分数的间隔与标准，也不尽相同（Korman，2011）。

　　亦即，根据 SFBT 的精神，咨询师以评量问句来了解当事人与推进改变的过程，都是在接纳、尊重而不驳斥当事人任何主观的评量，且不放弃在当事人所认同的方向、方法与速度上，来引导当事人扩大与转化知觉，并朝着良好构成目标的方向前进（许维素，2013）。

（二）评量问句的变化设计

借由 1 分到 10 分的量尺，邀请当事人主观评量的向度，可以是对任何事物的观点与印象、认知与情绪的状态、对目标与例外的看法、有用资源与所需协助、对未来的预测，以及进步与改变的观察等不同的重要向度。若要评量问句大大发挥效能，咨询师需要创意地依据当事人的表述与所重视之处，并同时设计评量向度的高、低分两极所代表的意思。例如配合晤谈当时状况用来讨论咨询过程的立即性，例如：

"如果 1 分表示你觉得谈这件事很困难，10 分表示你觉得能很自然地谈此事，你觉得现在你会打几分？"

"如果 1 分表示你觉得谈这件事毫无帮助，10 分表示你觉得谈此事会很有帮助，你觉得现在你会打几分？"

"你家人的看法又会是什么？"

"发生什么才能增加 1 分？"

"你好友的建议会是什么？"

"前进 1 分的时间可能需要多久？"

"我需要知道些什么或做些什么，可能会再增加 1 分？"

亦即，评量问句的量尺必须符合当事人对话当下的脉络与

需要,所谓较好与较差的两端,得视对话的方向而定,咨询师可依当事人讨论的话题与情况,来选择适当的评量向度。例如:

"如果 1 分表示你刚提及这事件带给你的压力,是很淹没你的状态,10 分表示你刚才说你很希望'自己能平静地面对这一切'的那个理想的状态,你觉得这事件刚发生时是几分?"

"现在又是几分?"

"是什么让你能在短短的一个月产生这样的进步分数?"

对于评量问句所设定的时间点,可以考量现在、奇迹发生后、事件发生当时、决定来晤谈时、预约晤谈后到现在、过去最糟以及过去最佳状态等等,而西蒙(Simon,2010)也提醒,丧亲者在亲人过世的头一两周时,往往会被亲人与朋友所围绕,因而通常会处在麻木而不真实的情况中,直到大家都离开后才开始体验到失落与悲伤。因此,在运用评量问句时,咨询师将1 分定义为失落事件发生后的两到三周,通常会比较有效、有意义。

咨询师也可调整与设计评量的两极向度,而使当事人回答时,更容易看到自己的进展或引发因应的能力,例如:

"我知道你正处于一个困难的时期,我也看到你很努力地在解决问题,所以我很好奇你觉得目前自己解决问题的情况究竟如何:如果有一个量尺,1 分表示你只是在处理问题而已,10 分表示你觉得你在处理问题时,表现得比你原先想象得还要好,你觉得自己目前在几分?"

"你是怎么做到的?"

"曾经有过更高的分数吗?"

"那时是如何发生的?"

"你觉得如何让它更常发生?"

对经历痛苦或失落的当事人来说,评量问句具体与可测量的特性若能让他们在第一次晤谈后即能感受到自己想要的方向,往往会带给他们希望感与期待的力量,也能看到自己已经拥有的力量或改变(Berg & Reuss, 1998; Hansen, 2005; Simon, 2010),例如:

"面对这个困难的情况,若以一个量尺来评分,10分代表你处理与应付这个情况还不错,1分是代表着你一点都无法处理、应付,你觉得自己目前是在几分?"

"如果10分代表你对自己可以面对这个困境很有信心,1分代表你没有信心,你打几分?"

"为什么还有4分? 4分代表着什么?"

"你做了什么让情况还有4分而不是更低分?"

"如果要再往前走一格,你需要多少时间停留在此分数上?"

"如果你能正常早起,你认为可用几分来代表?"

透过评量问句与当事人互动,咨询师还可以搜集一些当事人在困境或危机中的相关背景资料。虽然看似会带有一些问题导向的探问机制，但 SFBT 都以评估并提高当事人现今的安全性与资源性为主要目的。必要时，咨询师也可直接针对当事人有可能会结束自己生命的议题进行讨论。例如：

"以 1 分到 10 分来评分，1 分代表着你可能会决定选择结束自己的生命，10 分表示奇迹已发生的日子，来晤谈之前的你是几分？"

"你需要在情绪稳定的这个量尺上的几分位置，你觉得你才不会想要结束自己的生命？"

"决定来晤谈时的你是几分？"

"现在的你是几分？"

"到几分左右你觉得可以不用再来？"

"你说你目前是在 2 分的位置，要能留在 2 分位置，有什么重要的事情是你一定得记得继续做的？"

"另一个也得记得继续做的重要事情是什么？"

"你需要什么，才能帮助你自己不往下掉 1 分？"

"需要发生什么，才能减少想结束自己生命的念头？"

"如果你能到 3 分，你会是什么样子？"

"发生了什么，才能让你好一点而增加 0.5 分？"

"增加了 0.5 分时，你的感受、想法、行动会有什么不同？"

对于处于困境或危机中的当事人，特别值得去评量的向

度包括：目前恐惧的程度以及处理恐惧的能力、目前事情有多
糟以及承受压力的程度、自我责怪或需要负责的程度、愿意接
受结束生命以外的选择的程度、需要保护计划和医疗介入的
程度、认为自己可以照顾自己或信任自己的程度、愿意讨论创
伤事件或愿意面对问题的程度、认为晤谈已有助益的程度等
（Pichot & Dolan，2003；Hansen，2005）。即使面临问题或危机
事件的冲击，不少当事人来晤谈当时的分数是高于 1 分的，而
此也创造了咨询师询问当事人"为什么不是 0 分"的机会，如
此将可让当事人去探讨已有分数的例外所在，或可评估当事人
的进步程度，而鼓舞、赋能受困的当事人愿意思考如何再继续
维持因应或创造例外与进步。当然，这些向度除了能帮助咨询
师进行安全及资源评估，也能提醒当事人目前自己的状态，是
否需要外力的协助，以能使后续资源联结的工作更容易顺利
执行。

（三）呈现焦点解决架构的评量问句

　　透过评量问句，可了解当事人最期待的愿景、目前的状况、
形成的例外，也提供了足够的空间让当事人确认小小的步骤与
改变。例如，当事人不论打多少分，都可直接突显处于困境的
当事人仍有的例外与应对能力，而能联结到当事人的资源所
在。当能讨论如何再往前 1 分时，即是在开始发展解决的方法

了。亦即,评量问句有助于了解当事人自身与其目标及奇迹的关系,并可鼓励当事人发掘例外及形成例外的方法,而能看到晤谈的终极目标,形成下一步骤或看到进步。与此同时,当事人的意愿与信心将会被提升,也更能朝向更具现实感的目标踏实迈进(Berg & Reuss, 1998; Pichot & Dolan, 2004)。

明显可知,评量问句特别反映了 SFBT 的重要架构,如图13.1 所示。在 10 分量尺的 10 分位置即是奇迹、梦想或大目标的位置,1 分则为相对的低点。现在的分数到 1 分之间的距离,即表示例外的存在;而维持在目前的分数可以不更低,则为应对能力的概念;如何向上 1 分、朝向 10 分前进,则为一小步的代表(许维素,2014)。

换言之,评量问句可以让当事人表述的模糊信息变得清晰,也可能让已清晰的信息变得更为具体(许维素,2009、2013 & 2014)。评量问句还可帮助深陷情绪困扰的当事人创造更有条理的观点,来重新看待让他们抵挡不住、忧心与脆弱的情感困扰,甚至可以提供某种建构性,让当事人理解其与情绪的紧张关系出自何处,但同时却无须隐瞒或扭曲自己的情感状态(Berg & Dolan, 2001)。特别是,透过评量问句的不同向度分数的变化,将可催化当事人看到现象的多元角度以及个人的例外与优势,并注意到 1 分至 10 分量尺的中间连续线段,而不会只限于是非、对错或好坏的两极选择。于是,当事人对问题

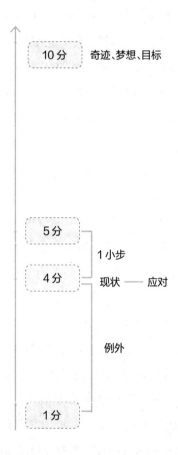

图 13.1　评量问句与 SFBT 架构的关系

与困境的看法会随之变化，原有的情绪会有所转化，而原有的知觉与行动将会更加朝解决之道迈进（Fiske，2008；Pichot & Dolan，2003）。

二、激发支持力与现实感的关系问句

真实的人生有着丰富的情节，"谁"对当事人来说是重要的存在，可提供咨询师很多极具价值的信息。运用关系问句将使咨询进入当事人真实的生活情境中，联结当事人生活中的支持系统，同时也显示着咨询师重视当事人所看重的人际关系。往往，关系问句能促使当事人走出自己惯有的立场，从与他们关系密切的人士的眼光与角度，来观察他们自己、回答问题，而激发更多资源、目标、行动的反思与执行（许维素，2009 & 2014）。

（一）开发生活系统中的可贵支持力量

当事人对抗所承受的困境、打击的重大动机与力量来源之一，就是当事人所提及之重要的、支持性高的人际互动。咨询师要从当事人负向问题与情绪表述中，仔细探问、聆听与捕捉（de Jong & Berg，2007）。

"谁最关心你现在的状况？"

"过去生活中有谁是曾经帮助你度过低潮的？"

"现在谁最能帮助你?"

"若你改变了,谁会最开心?"

"如果你变快乐了,又会对谁最有影响?"

"你的太太如果看到你开始做什么,能知道你开始从这个困境中走出来了?"

"如果问你的好朋友,对于你一直陷在这个困境中,你想他们会如何鼓励你?"

当咨询师发现当事人在乎某一个亲友时,咨询师可以停留于他们彼此间的关系互动,让当事人回想过去相处的种种美好,也可以让当事人去思考这些人对他的期待与关爱,而提高当事人的力量感(许维素,2013 & 2014):

"你身上这些优点是从谁那里学来的?"

"你会如何感谢他?"

"你曾经用这个优点做过什么好的行为?"

"如果他在这里,他可能会如何赞美你这个好行为?"

"如果你向他表示你对他的感谢,你想他可能会有什么反应?"

"他的反应会对你们之间的相处有何影响?"

"这影响又会怎么带动你对他、对自己、对生活的改变?"

"日后当他不在你身边时,你要如何让你们好的互动记忆继续影响着你?"

关系问句除了提供当事人在现实生活系统中的实际考量外，在当事人能在关系中有一些正向的改变时，将一连串地导致自己、这个关系或其他关系的正向改变，而更能自发地产生社会支持力，支援着当事人承受与抵挡困境之负面冲击。甚至，借由重要他人的看重、关怀与见证历程，还能提高当事人对自己优势力量的肯定与持续运用。

"谁会很开心你有这些改变?"

"他们会怎么称赞你?"

"有没有谁相信你一定可以走过来，所以对你的改变一点也不讶异?"

"在这逃难的过程中，你帮助了谁?""为什么会有帮助?""他会说什么感谢你的话?"

"在历经地震的过程中，谁帮助了你?""为什么他愿意帮助你?""你对他的意义是什么?""而且，你接受他的帮助，对你的意义是什么?"

"你面对先生外遇做了什么处理，会给孩子怎么样的示范?""你希望孩子在未来面对困难时可以如何处理?""他如何从你这里有所学习?"

对于一些想不到自己的生存意义的当事人来说，关系问句的提问将引发重要他人与当事人之间的情感与记忆，常会产生一些"生存理由"的鼓舞(Fiske, 2003)。

"你的朋友（或家人、老师、老板、宠物或父母）认为对你来说，什么是很重要的（或最希望生活中有些什么改变）?""他们最希望你能记得自己有哪些优点?""他们会希望你不要忘记哪些你想要追求的事情?"

"如果你的家人说你的存在对他们是多么重要，你想他们会怎么说?"

"你的家人有没有告诉你，你的改善让他们松了一口气?""你注意到他们的反应了吗?"

"谁对你是怀抱希望的?""是什么让你认为他们对你是怀有希望的?"

"你的孩子跟你哪里很像?""你希望你的孩子日后长成什么样子?""你要如何影响他?""你觉得你这位父亲哪里做得最好?""你的孩子又会怎么说?""日后你的孩子也有了自己的孩子，你希望你的孩子怎么评价你这个父亲?"

配合评量问句的提问时，咨询师也可多加联结关系问句，来询问重要他人的观察或在同一向度上的评量是什么。这会让当事人觉察到外界对他的看法与自己的落差，从而获得支持感。这对于困境中的当事人来说特别重要。例如：

"在 1 分到 10 分的量尺上，10 分代表很高，1 分表示很低，你对自己克服困境的信心，目前在几分的位置?"

"若一位十分了解你的人来评量你克服困境的信心，他会打几分?"

"为什么与你的分数不同?"

"什么是他看重的,所以他的分数比较高?"

"你又拥有什么是他还不知道的?"

关系问句将促使当事人评估在他们达成目标后,对生活中重要他人的影响,而增强当事人愿意前进的动机。或者,对于挫折甚至想放弃的当事人,常因着所爱之人,而终于有了愿意努力的意愿与信心(Berg & Dolan, 2001; Pichot & Dolan, 2003)。

"10 分表示奇迹发生后,1 分表示开始要好转了,你觉得你自己目前在几分?"

"你会怎么解释自己在 2 分呢?"

"需要发生什么,才能到 2.5 分?"

"如果到了 2.5 分,你的生活会有什么不同?"

"谁会第一个注意到你有改变?"

"当你有了一些改变时,谁会十分开心?"

"有这些改变,对你为什么是有帮助的?"

"你的小小改变会如何影响你爱的家人?"

"因为你的改变,你与家人之间的互动又会有什么不同?"

如果当事人的生活中确实存在一个可以提供具体协助的人,咨询师可以先暖化当事人愿意尝试寻求协助的意愿,同时与当事人具体讨论如何针对此特定对象寻求协助，以提高求助成功的概率或产生面对各种结果的预备。当然，若当事人有些微改变时，也可鼓励当事人向这些支持者表示感谢，如此又可循环地强化此支持系统（Furman，2008）。例如：

"你想请谁具体帮什么忙？"

"你期待对方的反应是什么？"

"你如何表达，会更增加他帮忙的机会？"

"对方看到你的什么变化，就知道他已经帮上了忙？"

"你的妈妈如果做些什么事，会特别能帮助你稳定情绪？"

"当你的太太看到什么时，她需要提醒你复发的可能性？"

亦即，运用关系问句来协助当事人找寻生活中真实存在的支持者，将促发当事人生活系统中实际有人能提供支持、信任、鼓励与期待，而让当事人更顺利地走过障碍。同时，这些支持者还可以发挥见证、预防与提醒复发的功能（Furman，2008）。亦即，当事人若更能发现与珍惜生活中一直存在的系统支持，将大大提高自我价值与改变意愿。

（二）催化目标界定与具体行动

当事人来谈时，常对晤谈持有期待，透过咨询师的协助，会逐步澄清自己所欲的目标。而关系问句，常使当事人对于自己想要的、需要改变的目标与行动，有着更多的澄清与现实化的思考。例如，当一位业务员评价自己业绩不够好而想有所突破时，咨询师会先了解何谓他眼中够好、够理想的定义，以及他目前对自己表现的评价内涵，但是，关键他人的评价标准，也是当事人需要同时顾及思考的角度。

"什么样的表现，会让你觉得自己是够好的、是令自己满意的？"

"一位所谓理想的或够好的业务员，可以带给公司什么不同的贡献？"

"这样的标准从何处来？"

"这些标准为什么会这么重要？"

"这些标准是你自己的标准，还是从公司的标准来看？"

"老板的期待又是什么？"

"公司或老板的期待与你对自己的期待有什么差别？"

"知道这个差别，对你改善自己的表现有哪些提醒？"

对于被转介来谈的当事人，或被别人期许希望有所改变的当事人，咨询师可以引导当事人尝试思考需要改变的"底线"，这会让当事人觉得启动改变要容易许多。例如：

"当他看到你有什么改变时，他就不会再来一直提醒你？"

"在最低限度下，他会说你至少必须要有哪些小小的不同才行？"

关系问句常与评量问句结合使用，两个问句的交互作用往往产生更佳的引导效益，而使咨询目标更易明确化、正向化、可追求化；或者，能够激发当事人将抽象的努力方向化为具体的行动；甚至，可产生出优先努力或容易成功介入的方向：

"以 1 分到 10 分，10 分是很有能力、很完美的母亲，1 分正好相反，你觉得自己目前是几分？""为什么是这个分数？"

"若就孩子的角度，他会打几分呢？""他看重的是什么，所以打这个分数？"

"若就你的评分再多了 1 分时，你会做什么是现在没有做的？"

"若就孩子的评分再多 1 分时，在他眼中，他会看到你跟现在的表现有什么不同？""若你要再突破你自己与孩子对于担任母亲角色的评分，你最需要先做的行动是什么？"

人际的相处是循环互动的，参与互动的第三位重要他人，常也是值得提醒当事人的一个向度。

"我了解你的孩子目前回避你想与他讨论的问题。不过，若从你先生的角度，他会认为孩子若有什么其他改变，对孩子也会是有帮助的？""他对于你目前孩子的问题，会建议你怎么做会最有效果？"

如果，来谈的当事人关注的是如何影响与协助他人，咨询师还会以关系问句请当事人就对方的角度来思考：对当事人已发挥的帮助所在，当事人行动的意义与重要性，或对方为什么会信任当事人而开放自己，而确认出当事人可以继续多做的有效行动。

"你虽然因为孩子一开始对你说谎生气，但是，你后来是如何能让孩子愿意诚实地告诉你这些事情？"

"若10分代表很好的状态，1分是相反的，那么孩子三个月前的状况是在1分至10分的几分位置？""他目前的情况又是几分？""你是如何帮助他产生这些改变的？""你的孩子会说哪些方式如果继续多做，会对他很有帮助？"

"如果具体询问你的先生，他会特别感谢你对他和他的孩子的协助是什么？""你怎么会懂得这样帮助他们？""记得他们需要的是你这样的协助，对你有何意义？"

若当事人表示不知道对方的想法时，咨询师则可引导当事人去思考如何可以得知与确认如何运用过去例外经验以及有效方式来尝试了解。例如：

"孩子会说你过去用的什么方式，特别帮助了他？""那个方法，也适合用在这个新的挑战上吗？""如果去试试的话，可能会有什么结果？"

"虽然你还没帮助你先生突破失业再去找工作的这个部分，但你之前为什么会让他愿意采取行动去与你婆婆沟通的？""这是怎么做到的？""你先生通常需要什么，才比较容易改变？""你之前用过什么方式，最容易影响你先生敢于冒险的勇气?"

　　"你父亲的情况确实是不容易改善的,但是你认为他是如何帮助自己没有变得更糟的?""之前你又做了什么,而让他可以采取这些应对行动的?"

　　如果当事人的计划受挫,咨询师无法顺利使对方有所调整,此时,关系问句则可用来引导思考当事人认为的问题或为对方设定的目标,对方的看法是什么,会有何意见,能接受的内容与程度为何,以能找到适合自己与对方的合理目标与后续行动。例如:

　　"针对这个主题,如果问你的孩子,你猜他希望所谓问题解决时的情况会是什么?""他看重的跟你有什么是不一样的?""又有什么是一样的?"

　　"是什么让你觉得,如果孩子少跟这些朋友外出会对他比较好呢?""他知道你这些考量吗?""如果他知道了,他会同意吗?""他会同意的是什么?哪些他并不完全同意?"

　　"你如何让先生知道,他如果有这些改变会对他产生正面价值的影响?""你想,当他听到你这些想法时,会有什么反应?""当他不同意时,对你的提醒是什么?"

　　"什么方向是你和他都能同意的?"

　　"看到他的想法,对你采取下一步的行动有些什么帮助?"

　　每个人都有重要的人际社交关系,其往往也是一个人实际的生活系统，当事人也不例外。透过关系问句引发的思考，将增加当事人对另一个重要他人的了解，而发展同理别人的能力。在引用关系问句来引导当事人思考别人对其改变或不改变的意见与反应时，其实也在帮助当事人能更真实地活在他的生活系统脉络之中，并且实际地面对可能发生的一切。

由于每位当事人的人际系统皆是独特的，也绝不同于咨询师所认定的状态，所以关系问句将协助咨询师了解对当事人而言非常具有个人意义的生活细节与例外资源。当然，咨询师需提醒自己，帮助当事人活在现实系统中，理解别人对他的肯定、支持、期待或要求，是相当重要之举。但是，咨询师千万不要忘了需要协助当事人在面对别人诸多观点时，确定他自己所认可同意的发展方向，如此方能尊重当事人的自主性，也才能提升当事人的合作性与自我负责能力（许维素，2013 & 2014）。

案例对话与反思活动

当事人：老师你刚刚鼓励我，我很开心。对啊，我是蛮有人缘的，我也很会察言观色。但是，我今天来，是因为我在我爸爸公司上班，当他的秘书啊，我压力很大，怕自己表现不好，因为每个人都在看我有没有资格接管公司啊。我的业务很多是打电话给客户,因为我看不到他们,我不知他们的反应,我会很紧张。我最近开始讲电话的时候会结结巴巴,口吃了,弄得我更不敢接电话,事情耽误了老是被我爸爸骂。老师你帮帮我,我希望自己讲电话时可以不结结巴巴,不那么紧张啊。

咨询师:如果可能,你希望自己在讲电话时,可以是什么样子?

当事人:我的声音听不出结巴或紧张。

咨询师:那么对方听到你的声音时,听起来会是什么样子?

当事人:很流利,很有信心。

咨询师:让我了解一下,如果以1分到10分来评量,10分是很流利、很有信心,1分是很紧张、很结巴,你现在在几分的位置呢?

当事人:这两个好像不太一样,就是有时候我听起来还可以,但我心里很紧张。

咨询师:这是很重要的区分。所以,我们把流利程度与紧张程度分开打分。如果10分表示很流利,1分表示很不流利,你在几分?

当事人:7分吧,但结巴时就变2分了。

咨询师:什么时候是7分呢?

当事人:就是这客户我见过,我们打过电话那种,我就会安心很多。

咨询师：见过的客户怎么会让你安心？

当事人：就是你刚讲的察言观色的能力啊，看过人我心里比较有谱，就会安心。

咨询师：对接电话的人有初步的认识，让你会比较安心。

当事人：是啊，你知道很多客户都是我爸的朋友，他们会随时跟我爸告状啊。

咨询师：难怪你的压力不小啊，随时有人跟你爸爸说你的表现。

当事人：是啊，不然我怎么会这么紧张。

咨询师：那么2分时，有特别注意到是什么情况吗？

当事人：就是对方声音不耐烦，甚至还说，叫你爸来接电话啦，这种的，我就会吓得结结巴巴的。

咨询师：那我可以问一下，在这种情况下，你是怎么把电话打完的，即使是结结巴巴的？

当事人：啊，嗯，不能把情况搞得更糟啊，是吧？当然我也跟我妈有抱怨过。

咨询师：那么你妈妈是怎么鼓励你的呢？

当事人：她说多练习就会好。我也是这样想的。

咨询师：你妈妈对你算是有信心的？

当事人：算吧。

咨询师:她看到你身上什么特质,所以对你有信心?

当事人:我也不知道。

咨询师:如果用 1 分到 10 分的量尺,1 分代表很低,10 分代表很高,你目前对你自己的信心会打几分?

当事人:2 分。

咨询师:怎么说呢?

当事人:至少还没有逃跑,唉。

咨询师:如果问你的妈妈呢,她对你的信心会打几分?

当事人:……应该……有 6 分吧。

咨询师:她看到了你身上什么样的特质或能力,所以分数是 6 分,比你高呢?

当事人:……那个……负责,努力吧。

咨询师:知道妈妈看重你的负责、努力,对你的信心有 6 分,对你的意义是?

当事人:就是……尽力做,我会努力。

咨询师:那如果换一个向度来问你,如果用 1 分到 10 分的量尺,10 分代表你决心突破自己,1 分代表你一点都不想,你妈妈会认为你在几分的位置?

当事人:9 分,因为我常跟她讨论,我自己也真的非常想突破,真的。我很努力控制自己,但是还是做不好。

咨询师:那么你怎么能把自己的紧张尽可能地控制住,愿意多练习,还负责、努力地工作,使情况不要更糟?

当事人:哈,这我是不知道啦,没注意啊。就是做下去,但是……听到自己结结巴巴,就更紧张啊。

咨询师:所以你的紧张是一个很重要的向度。

当事人:对。

咨询师:刚刚也提到紧张,那我们也来对你的紧张做个评分,让我了解一下你的状况。

当事人:好。

咨询师:如果10分是不紧张,跟平常你在办公室可以察言观色讲话一样,1分是很紧张,你打电话给有见过面的客户以及没见过面的客户,那紧张分数各在几分的位置?

当事人:有些认识的客户,6分,没见过的,4分。

咨询师:那对方反应不耐烦时的分数呢?

当事人:变成1分。

咨询师:你觉得注意到这些评量的分数变化,对你有什么意义?

当事人:老师,这是很好的提醒。第一,我不是总是结结巴巴,我平常跟别人讲话时、认识对方时,我是能有掌控感和有信心啊,但不认识时,我就会担心。对方反应不好,更是自乱阵脚。

咨询师:你很能整理自己,很快地可以认识自己。

当事人:嘻嘻……但总不能这样下去,要改变啊!我妈妈这么鼓励我,我也真的希望能在公司立足。

咨询师:你很有改变的动力呢!你一开始来提到的是希望能不结结巴巴,现在区分出认识对方、不认识对方、对方反应不耐烦情况下的流利及紧张程度,而且是在对方反应不耐烦时你才会开始结巴。所以,如果发生什么事或者你有什么不同,你的结巴的程度会改善一点?

当事人:这个 …… 我想到的是,我可以先多认识他们的背景,我也可以先问我爸爸,我就会对他们有基本的认识,这对我很需要,很有帮助。

咨询师:所以,知道对方的背景或跟爸爸打听后,分数会在几分呢?

当事人:变成5分吧。

咨询师:哇,你怎么能想到这个方法的?

当事人:就是我的需要,有些掌握,就会稳定,就会表现更好。但是啊,总不能遇到他们对我不满,我就自乱阵脚吧。

咨询师:所以除了多认识客户的背景以及先跟爸爸打听之外,你也希望自己能够面对客户万一不满的反应。

当事人:是啊。

咨询师:你刚才这部分的评量分数是2分,还记得吗?你为什么是打2分而不是1分呢?

当事人:就是老师你提醒的啊,我至少撑到对方挂电话,不是立刻断线啊,只是就变得结巴。

咨询师:你是怎么撑完的呢?

当事人:就是责任在身啊,就是我担心不撑完会更糟。

咨询师:想到责任以及不要更糟对你会有帮助的。

当事人:对。

咨询师:你曾经有 3 分的时候吗?

当事人:有啊,就是对方开始不满,我开始紧张。

咨询师:那时开始结巴了吗?

当事人:一点点吧,比较像反应慢。

咨询师:你觉得你需要什么才能让自己维持在 3 分不掉到 2 分?或者当你在 2 分时,如何回到 3 分?

当事人:老师你这样的问题比较让我想到的是,先不要更糟,像我刚讲的先不要自乱阵脚,或者,我开始注意到对方有不满了,我可以态度很好地结束电话,别再紧张下去更结巴、更糟,这是可以尝试的另一个方法!

咨询师:其实你能很快地想到自己的需要以及适合自己的方法。

当事人:这些方法我可以先试试,当然我更想让自己不要害怕他们的不满。

咨询师自我反思

1. 从上述的案例对话中，我看到评量问句两极向度的设计有什么原则？

2. 从上述的案例对话中，我看到关系问句如何帮助当事人扩大知觉？

3. 从上述的案例对话中，评量问句与关系问句如何与其他SFBT 代表问句组合使用？

4. 对于上述案例对话，我可以如何运用评量问句及关系问句，修改当中的晤谈对话，以及如何与这位当事人晤谈下去？

5. 在平日晤谈中，我使用评量问句及关系问句的情况怎么样？若 10 分表示很经常使用，1 分是不常使用，我在几分的位置？我如何帮助自己增进 1 分？

14

画龙点睛的提醒与强化

晤谈总结反馈

　　SFBT 咨询包括晤谈、暂停和反馈。反馈主要包括三大部分：赞美、桥梁和建议。反馈代表着咨询师对晤谈历程的理解与回顾后的归纳、摘要，也代表着咨询师看重当事人在晤谈中所言、所投入的精力。

为了能建立正向的晤谈气氛，咨询师多半在一开场时还需要自我介绍并致欢迎之意。若有机构咨询的其他相关讯息（如保密与收费原则），也会在场面构成阶段一并简要解说。之后，咨询师也会说明 SFBT 的进行方式，包括：晤谈进行 40 分钟后，会有 10 分钟的暂停，之后再有 10 分钟的反馈。在暂停时间中，咨询师会自行沉淀整理或与单面镜后的团队讨论，以能将晤谈的讯息有组织性地呈给当事人并给予反馈。在此同时，当事人也可整理今日晤谈所得，也常透过等待而对咨询师的反馈产生期待心理，而更为专注地接收咨询师所给予的反馈（de Jong & Berg, 2007; Fiske, 2008）。

反馈主要内容分成三大部分：赞美、桥梁、建议。在晤谈结束前给予反馈的主要目的，是让咨询师汇整、组织并凸显晤谈中所得的重要讯息，也让咨询师有机会表达同意当事人对问题的观点，重述对当事人的理解，肯定当事人对自己的问题的看重，进而提供当事人增进生活满意度的步骤。

亦即，反馈的内容皆依据当事人在晤谈中所说的内容加以组织，而非额外发展出一个本次晤谈并未讨论到的内容。而反馈的指引将可帮助当事人发展良好的目标，并将焦点摆在与他们目标相关的生活例外经验，鼓励他们注意谁做了什么让例外经验发生,尤其是当例外的发生是基于当事人自己所做的功劳时。其实,当事人往往也期望咨询师给予建议,因此,咨询师给予包含建议的反馈时也将有助于治疗关系的建立与维持(de Jong & Berg, 2012)。

一、反馈的架构与内涵

分别说明反馈的三大部分:赞美、桥梁、建议。

(一)赞美

赞美即肯定当事人本身,也对当事人为了建立有效解决方法所做的努力表示佩服。咨询师的赞美表达了对当事人的肯定,指出当事人让咨询师印象深刻之处,也认可什么对当事人来说为重要的目标或好的选择,如此,将能在证实当事人成功的同时,在后续建议提出可以巩固这些成功的作业任务(许维素,2014)。

在暂停回来后一开始给予反馈,咨询师就以赞美来回应当事人(如很努力面对)。若以家庭来谈,记得也要赞美在场所有人及其关系(如:你们是很好的家庭,很在乎彼此的看法等)。由于当事人对过去的选择是感到沮丧的,对未来的预期也常是如此,所以当咨询师从暂停时段回来后,不少当事人常会有负向的想法，或紧张地询问情况多差或有何意见。因此，当咨询师对当事人用赞美来开始反馈时，不只制造了希望，也暗示了：当事人是如此认真看待自己的问题，且所谓达成目标的答案主要是借由自身的例外成功和优势力量来完成的（许维素，2014）。

以一连串赞美来强化目标、例外与解决之道的关系，对当事人来说是有惊奇和戏剧性的效果，至少，当事人会倾向于对咨询师的赞美充满好奇并感到愉悦。对于非自愿前来的当事人，赞美其愿意来以及已经付出的努力，是建立关系的重要方式；对于一直诉苦的当事人，指出在他们经验中有一些可以作为解决之道的关键和线索，亦有转化其痛苦的效益；而处于危机中的当事人，若先听到咨询师赞叹已经做到令人佩服的努力与难得的成果，常会产生被理解及宽慰人心的效果（Macdonald，2007）。这是因为，当咨询师提供当事人直接与间接的赞美时，乃表示认可了当事人对他生活的见解，一般化了当事人目前处境，同时也肯定了当事人对解决之道的看法、自身的优势以及自己正在做与已经做到的事情。所以，赞美能支持与证实当事人的成功，巩固这些成功，还能确认与强调对当事人来说什么才是最为重要的，即使目前他是处于危机之中（de Jong & Berg，2012）。

当然，咨询师在给予当事人赞美时，需要观察当事人的反应。大多数的时候，当事人看起来都是愉悦的，也常微笑或说谢谢表示同意；假如没有，咨询师可能需要重新评估之前在晤谈中所得到资料的意义。咨询师也需要注意各地文化，包括对赞美次数、强度与向度的接受度，而修改其表达的方式，因为赞美最重要的是要能传递一份信任与希望：相信当事人是真的可以运用自己的例外与优势来产生改变的（Macdonald，2007）。

（二）桥梁

反馈的第二个部分 —— 桥梁，是用来联结赞美以及将要提出的建议之间的重要讯息。桥梁的内容经常是从当事人的目标、例外、优势或知觉中抽取出来，组合成一段连接性的言语，作为咨询师后续给予建议的依据，而让咨询师所提出建议，听起来对当事人而言是具有执行的道理与价值。举例而言，在给予赞美后，咨询师强调在处理困难的过程中，为了当事人所特别重视与关怀的人，能执行后续的这个建议，会是对自己、对他人十分有帮助的；或者，对处于危机中的当事人，咨询师大大认同当事人想要降低目前危机程度的优先重要性，因而要提出一个建议。

提供桥梁时，咨询师常先会强调：这是个很重要的时机，是当事人可以开始做些不同事情的重要时候了。提供桥梁时，尽可能组合当事人的词语和字句，并应用一些常使用的开头用语，以引发当事人更高的注意力与执行的动机（Berg & Briggs，2001）。例如，"我同意你的……""既然……""因为……""我们同意……"或者"部分的团队认为……"等。

"我同意你认为这个时机是应该要做些事情的时候了……"

"由于你让我相信你的问题有多严重、对你有多重要，所以我们给你的建议是……"

"我知道，理解你为什么会这么容易愤怒，对你来说是一个重要的目标，尤其这对你的工作是不好的。所以，我们的建议是……"

"对我来说，显而易见的是，你目前的安全是最大的考量……"

"当你在忧郁的情况下还能照顾你的孩子，显然你的孩子对你来说十分重要。为了你的孩子……"

"我一方面在想你的问题是一个呼救行动的象征，另一方面，我也认为你可以常常多思考一些……"

再次强调，任何建议必须是对当事人有意义的或能被他们重视的，而桥梁正是提供一个让当事人去做该建议的重要的好理由。

（三）建议

反馈的第三个部分，是给予当事人建议。所谓建议都要与晤谈中提及的当事人例外或目标有关联，因为建议是提供当事人朝着目标达成方向前进的方法。

最常见的建议主要有两种类型：观察型建议和行为型建议。给予什么样的建议和怎么给建议，是反馈中最具有挑战性的一部分。通常，咨询师需要紧紧跟随当事人所表述"如何能有改变、想要有何改变"的知觉而给予建议，或者配合当事人的价值观、意愿与能力，给予当事人最容易接受的建议。当然，还需要特别注意与考量当事人目前愿意改变的预备程度及动机程度，来考量给予建议的形式（Fiske, 2008）。亦即，给予的建议，是"走出治疗室"的具体行动；咨询师需相当注意当事人平日现实的生活脉络及其于现实生活中执行该特定行动的可能性。

1. 观察型建议

观察型建议，是依着晤谈中搜集到的资料，建议当事人特别去注意、观察既存可用的解决方式。例如，在晤谈结束时，如果当事人没有发展出目标、但有例外时，则邀请他回去观察及特别注意，在下次晤谈之前，何时情况比较好一点。然后，请他详细地告诉咨询师：为什么会发生？当发生时，情况有何不同？是谁、如何让他发生的？

如果晤谈中当事人没有提及任何例外，咨询师也可以请当事人回去特别注意生活中任何他想要的小小例外发生时的细节状态。这除了能促发当事人产生预期例外发生的效应，也暗示有益的方法会来自于当事人的经验中，而为解决之道提供可能的线索。

当然，咨询师还可请当事人特别留意：在生活中有哪些讯息，可以告诉他这问题能被解决或可以如何被解决，或者，他的生活中有什么是他希望能继续发生的，而促发当事人觉察到自己的目标以及改变的可能性所在。例如：

"请你观察在这一周内，何时你孩子的表现是你比较欣赏的，并记录下来他做了什么以及何时做的?"

"请你观察自己在这一周内，希望什么事情是能继续发生的?"

这些观察的内容将可成为下一次晤谈深入讨论的重要话题，而有时这样的建议带动当事人于观察当时产生立即行动与改变，如看到孩子也有听话的时候，而欣慰地多赞美孩子，所以观察是一个很有动能的建议（许维素，2013）。

2.行为型建议

与观察型建议一样，行为型建议也是依据晤谈过程信息所组织产生的，同时必须是对当事人参照架构具有意义的行动。行为型建议鼓励当事人实际地执行那些咨询师相信会对当事人建构解决方法有所帮助的行动。其常分为以下几类（de Jong & Berg, 2012；Korman, 2011）：

第一种，在晤谈中，若当事人提及的奇迹图像是清楚的，且当事人有信心去让奇迹发生，则可请当事人尝试行动，并观察如何做到以及结果如何。同样地，若当事人对于晤谈前改变或例外是意识化的，则与当事人讨论如何"继续做"或"多做一点"原本已经做到的部分，并观察生活会有何变化。当然，咨询师也可同时结合观察型作业，请当事人除了继续做有用的事情，也同时观察还有什么其他策略是有用的，而暗示当事人能做的远比自己知道的还多得多。例如：

"你刚刚说在奇迹发生后，你们全家有着快乐的时光，如出去玩、在家聊天、一起看电影。从过去的生活中也知道，这对你们很重要，也最容易执行。那么，在这一周里，你们可以试着制造在一起活动的机会，并创造快乐的时光。"

"你提及自己与好友在一起，不会觉得孤单，也比较不会有想起失去男友的痛苦。所以，建议你这一周继续多与好友在一起活动，甚至可以增加与别人互动的时间，并同时观察自己会有什么不同，尤其何时自己的状况是更为平稳的。"

第二种，若在晤谈结束时，当事人提及奇迹但没有想到任何例外时，咨询师则赞美当事人能描绘奇迹图像，并请当事人于下次晤谈之前，开始佯装仿佛奇迹已经发生般的部分行动与一些试验（如假装自己快乐一点，然后去逛街），好让当事人开始有一些行动，允许自己尝试想出各种可能性，并在尝试一两次后，当事人将在较不费力的情况下，觉察出任何可能的变化。例如，一位被霸凌而不敢出门的青少年当事人，记得他能开心外出的唯一例外经验，是参与一个夏令营，但是当事人只记得度假的感受，却回答不出例外为什么会发生，他的奇迹是能再次如一般人那样开心出门，因而咨询师便请他这一周试着先假装在"度假"，以使这青少年可以开始联结成功经验（Korman，2011）。或例如：

"你一直想突破自己，非常可贵。我听到自信对你很重要，因为你认为自信会影响你很多的表现。你刚提及目前的自信分数是 4 分，当是 5 分时，你很清楚你会变得更主动与人打招呼、微笑，看到别人没反应也不会介意。因为你非常想要让自己变成一个有自信的人，所以在这一周里，我建议找两天假装你自己的自信已经变成 5 分，然后带着 5 分的自信出门，试着去做 5 分的你可能会做的事情，然后看看你自己的情况会有何不同。"

请当事人"想象做到时的情况"，是类似假扮行动的建议。例如：

"你不用特别做什么事，但每晚睡前就'想象'你已经在执行解决方法了。""每晚睡觉前，在你脑中播放三次成功解决后的景象，如电影画面一般。"

这些建议可以帮助想要解决问题但有忧郁倾向的当事人，提升其对改变的预备度。由于这些假扮计划与当事人想要的目标相关联，所以很有可能会有所奏效（Fiske，2008）。

第三种，如果当事人能够描述奇迹图像，但是却没有信心使其发生，或者当事人看到有一点小小成功或例外发生，但是，当事人却无法清楚描述例外如何发生时，咨询师则可请当事人每日进行一个"掷硬币"或"奇偶日"的活动。当看到硬币是正面（或日期为偶数日）时，则请当事人尝试去做让这些例外或部分奇迹可以发生的事；若硬币是反面（或日期为奇数日），则请当事人维持现状，然后请当事人特别注意在这两种做法下其生活的差别，而增进当事人对例外的期待与关注，并创造改变之可能性的出现（de Jong & Berg，2012；Korman，2011）：

"每日早上起来时，你丢一个铜板。若铜板为正面，你那一日就跟平常一样过日子，也没有离开会打你的男友。若铜板为反面，你那一日就要过得像是你已经离开男友一般。然后，观察这样的实验会产生什么不同的影响。"

又例如，对于难以做决定或自我控制的当事人，咨询师可以给予如此的建议："每日给予自己10分钟，在日期是奇数日时，用笔写下你担忧的事情以及内心负向的想法，一个担忧用一张便条纸写，并用闹钟提醒自己，10分钟时间一到就停。在偶数日，你则将前一日所写下的内容，分成两堆，一堆是你觉得你需要再多花时间想一想的担忧，另一堆是你觉得你希望自己能停止去想的事情；然后10分钟一到，把想停止的这一堆便条纸拿去烧掉。而最重要的是，当你在平常又开始担忧什么时，你就告诉自己，我会有专属的时间来想这些事情的，然后停止想。"

此类型的建议并不是说更加了解某一特定选项后，解决之道就一定会存在其中。但是，与之前的建议有着相同的暗示是：有时候，遇到困扰是可以被接受的，甚至感到困惑也会是有利的、有意义的。同时，让当事人觉得自己有专属的担忧时间，而希望能促使他放下时时担心的需要。

第四种，类似第三种建议，如果当事人无法意识到自己的例外为什么会发生，但其改变动机却又相当强烈时，咨询师则可邀请当事人"预测"例外是否还会再发生，并观察若再发生例外时，自己有何不同。甚至，还可以请当事人每一晚预测明日是否会有例外发生，并注意预测与实际发生情况之间的差异。此建议运用了暗示"例外定然存在"的效益，并且也促发当事人对例外产生期待或更为敏锐，以能更有意识地创造例外。

第五种，倘若当事人有高度动机，但是在晤谈中却没有形成任何目标时，咨询师则肯定当事人的努力，同理当事人的挫折，然后请他回去后开始做一些"不同"的事情。只要当他想尝试的时候，不管是多奇怪、多迥异于一般做法（只要在不伤害自己与他人的原则下），都去尝试做做看。如此，将可帮助当事人信任自己对资源的知觉，并能使觉察有用资源的直觉更为敏锐，进而促发当事人能自动自发且有创意地面对问题。例如，结合假扮计划的，咨询师可以邀请一家人都进行扮演活动，虽然彼此不告诉每一个人的扮演计划，但是却需要去观察别人改变了什么以及发挥了什么影响力，然后再带来下次晤谈分享。这样的建议，是大大落实 SFBT 之"当事情无效时，就做些不同的事情"的重要原则。

第六种，对于处于危机中的当事人，从当事人回答应对问句的资料，摘要与归纳当事人近期内已经做了哪些对自己有帮助的行动，或者赞美当事人目前拥有的力量与新近初步的小小成功，然后，再次复述可能可以帮助他适应或应付目前困境的重要人、事、物及行动，建议当事人"立即"可以"继续多做"这些已经发生、正在发生的各种有助益的行动，以先求"稳定"目前情况，使其先不更糟，或增进其与问题共处的意识与自我照顾能力。例如：

"我们很惊讶你竟然能想到这么多方法来帮助自己稳定，你所说的那些方法都是非常重要的、对你特别有效的。所以，在这一周当你开始又想起地震而有些恐慌时，记得要去做你刚刚说的那些方法：让自己先扶住稳定的家具，并呼叫身边看到的人，跟他们说说话，让你先回到现实，同时，摸着自己的心告诉自己安慰自己不怕，保持一段时间，直到呼吸与心跳能回稳为止。"

必要时，咨询师还可以于反馈时间，与当事人撰写一份书面的契约，特别是在与青少年或处于危机中的当事人工作时，可以多加运用。例如，Fiske（2008）以契约为基础，发展一张清单，清单里描述着：当自杀冲动来临时，当事人可做的不一样的事情、自我调节训练方法、具体求救行为及资源等信息，并让当事人于离开晤谈室后随时带着。亦即，咨询师可以将反馈以及想提醒当事人的事情（如平日自我照顾事项、有危机时的自我协助事项以及立即寻求协助的资源）列在一张纸上，或制成契约，或制成一张小卡，而让处于危机的当事人可以带回家，以能适时持续提醒自己，促发在关键时间记得执行有效行动。

类似这样的书面契约，将会提高当事人完成建议的概率。然而，书面契约撰写的原则为：需以当事人自己的语言来进行描述，而非放置专业的术语；而且，撰写内容的方式需明确指出当事人需要于何时做什么行为，而非不要做什么的负向描述；咨询师可以用 SFBT 所持的良好构成的目标为撰写契约的标准（Berg & Reuss，1998）。例如：

"当我觉察到又有冲动打人时，要深呼吸，我要默数 1 到 100，并且立刻离开现场，到让自己能平稳下来的图书馆门口。"

"平日我要把刀子藏到不容易找到的地方，如底层的柜子里。当我开始头晕想吐时，我要做的事是：立刻打电话给爸爸，离开厨房，走到户外……"

第七种，当事人没有改变动机，也没有提及任何目标或例外时（如非自愿前来的当事人），则不给予任何建议。对于这样的当事人，在晤谈结束时，通常咨询师只会给予当事人赞美，提醒他在意的目标，说明希望下次再见面时，能够知道如何帮助当事人。例如：

"谢谢你今天特地过来，我知道你有很多需要忙碌的事情。我很希望下次我们再见面时，我能够知道我可以如何对你有些帮助，例如，你很希望社工师不要再干扰你的生活，我很愿意和你一起想，如果他们看到你自身或情况有什么改变，就会离开你的生活。"

这样的方式，会让当事人知道他的感受被用心聆听，且有受尊重的感觉。而此也将会增加当事人愿意再次晤谈的机会，或让当事人更愿意转为合作的态度。急躁地给予当事人"应该改变"的建议，有时会让这样的当事人更是退避三舍。

二、发挥行动研究的实验性精神

SFBT 透过晤谈，帮助当事人使生活保持单纯，而化解因语言描述所造成的混淆与问题。这是一种相当实际的专业追求，也有别于其他咨询派别对于分类或解释的追求（McKergow & Hoffman, 2009）。而SFBT的反馈，即是将复杂动态的晤谈历程，汇整为一个当事人可以尝试努力的简单方向。

反馈主要是设计来"提醒当事人所期待的未来愿景""做什么可以对当事人更好"以及"帮助当事人能够感觉到成功及胜任能力之处"（de Jong & Berg, 2012）。而咨询师提供反馈考量的原则，首先，找出适宜给予的建议底线，以及什么样的建议信息是在晤谈资料中有所显示的；其考量的重点包括：目标设定良好的程度，例外的程度和形式，当事人与咨询师的关系，以及当事人对于自己能投于于解决之道的动机、意愿及努力程度。当不确定底线时，则倾向于较为保守的选择，如此，当事人晤谈后的表现就更容易超过所建议的范畴。同时，咨询师记得要去认同当事人看重之处以及当事人重视的目标，尽量使用当事人的字词，让反馈是简单易懂的，并停留在当事人的参照架构或靠近当事人对于事情的解读立场，以便能持续在当事人的参照架构与语言沟通模式中工作。当然，咨询师要慎重且真实地表达反馈，并观察当事人的反应是否同意接受（Macdonald, 2007）。

换言之，在晤谈结束前给予当事人的反馈内容，是透过评估晤谈所得，而非天外飞来一笔的遐想。同时，反馈也是依据当事人个人的动机与信心、目标建构程度以及与目标有关的例外优势来发展，并非咨询师个人单方的主观设定。在给予反馈时，于反馈的赞美、桥梁与建议中，会包含咨询师的一些设计，包括认同当事人问题的意义及其对当事人的影响程度，汇整地赞美当事人自来谈以来所展现的优点、努力、进步、例外及具体方法，或者重新建构当事人的负向情绪及目前状态的正向意义，而再提供当事人改变的意义与价值的桥梁。在赞美及提出桥梁后，继而给予的建议常是请当事人要在晤谈室外去多做在晤谈中提及的有用之事，或做些不同的事情以取代无效行为。要记得咨询师给予的建议需要是清楚、具体的行动描述，并且可强调建议是有难度而需要付出的任务，但是千万不要是对当事人太难或容易执行失败的建议。当然，也可以请当事人自己设计一个任务。如果当事人能为自己设计一个可执行的作业，那么所谓当事人的"抗拒"也就随之减少，当事人投入度自然会越来越高。反馈的赞美、桥梁和建议的三个结构将会让当事人更为理解与肯定现在的自己，更加了解自己的正向力量与资源，以及对于自己改变的意义与重要性更为印象深刻，以至于在晤谈结束后，于咨询室外，能有信心与决心为来谈目标实际地尝试行动（许维素，2009，2013 & 2014）。

　　在反馈中，最为特别的是，SFBT 咨询师会将建议以这样的态度呈现："让我们来做一个尝试、实验""试试看吧"—— 好让当事人对于任何尝试的结果，不管成功或失败，都能保持开放接受的态度，或者视其为是一种自然的结果。如此一来，将使当事人对于建议的行动结果不容易患得患失，而实验的成功又可归功于当事人。亦即，为发挥"实验"的精神，SFBT 咨询师提供建议时的语言描述，乃以一种"实验"性质的态度，提出一种测试性的行动，而不要变成非做不可、非如此做不可的作业或任务。咨询师需要将建议视为提供给当事人的一种试探性的回应与刺激，并且由当事人决定如何运用或如何激发自己产生尝试性的行动。因为，对 SFBT 而言，建议虽然可能是潜在解决之道，但更视其为一种催化激发，让当事人在停滞卡住中能开始有所行动，进而才有机会依据行动结果更加了解何者是有影响力或有效方法所在（Berg & Reuss，1998；de Jong & Berg，2012）。

建议的实验性反映着，当事人究竟需要什么才能变好，是充满变量、不可预期的，而没有所谓一劳永逸、一蹴而就的咨询策略。这样开放的实验态度，将提醒咨询师不要去预设什么样的方式会最适合当事人，也不期待自己能找到万全之策，而是以开放的态度来认识与发现当事人最愿意接受的是什么样的咨询方式，以及采用什么样的策略会对当事人是最为有用的。同时，这样的实验态度也暗示着当事人，需要透过行动的结果来认识自己：什么样的目标是最适合自己的、什么样的策略是自己做得到的。对于正在发展自我而自我尚未稳定的青少年，或对于环境认知与自我察觉需要加强的当事人来说，这种"发现归纳式"的过程，是一个很有效、很适合的方式（许维素，2014）。

此外，咨询师会以"当事人愿意再来晤谈"的立场，来进行第一次晤谈的反馈。虽然当事人在第一次晤谈时，常会先打量咨询师及其服务质量，也会开始评估是否要信任咨询师或继续和咨询师一同工作。在第一次晤谈给予反馈后，咨询师会直接告诉当事人：咨询师想要再见到当事人，而且，在下次再见时，会希望听到有哪些情况变好了。这样的方式将能增加当事人对咨询师的信任与信心，同时也具有助长当事人例外正向改变的效益。接着，咨询师还会询问当事人："什么时候，再次接受晤谈，对你是最有帮助的?"这样的问句所传递的讯息是：相信当事人是有能力做出对自己有利的决定，以及咨询师认为再次晤谈对他们会是有助益的。相对地，SFBT 咨询师不会询问当事人是否再回来晤谈或再次晤谈有无意义，因为这样会让当事人以为咨询师觉得自己没有效用，或认为当事人没有能力改变现状。当然，如果当事人对于再次来谈有所犹豫时，咨询师便需进一步了解当事人所迟疑之处，需要加以澄清说明，直至当事人对咨询师或是自己的能力变得更有信心时，咨询师便会再与当事人确定下次会面的时间（Berg & Steiner, 2003; de Jong & Berg, 2012）。

SFBT 坚信，是当事人，而非咨询师，才是造成改变的首要媒介。SFBT 的咨询过程，就像是一个"行动研究"（action research）的历程，让咨询师与当事人在合作中，不断透过实际行动的结果，来教导当事人与咨询师如何修正目标与发展有效的行动策略，以使当事人在不断累积小成功之下稳定前进（Berg & de Shazer, 2004）。而反馈，是当事人改变历程的重要枢纽，是 SFBT 晤谈中的重要步骤，和 SFBT 晤谈历程的其他要素一样重要。所以，暂停与反馈，也成为 SFBT 的代表架构之一。

在 SFBT 晤谈的过程中，咨询师除了要倾听与回应当事人，还要以目标、例外、一小步、进展的观点，透过赞美、桥梁、建议的方式，来启动当事人愿意尝试的动力与方向。亦即，如何选择与设计合适的反馈，反映了咨询师能否掌握一次晤谈的整体流程与重点内容，是否能以当事人的知觉与语言来汇整对当事人的理解。而此，常是初学 SFBT 者不容易做到之处。尤其，一如奇迹问句彰显着 SFBT 深受策略学派以及催眠学派的影响，反馈中建议的多元变化式（丢铜板的预测活动或伴装行动）亦处处可见此两学派的影响，需要不断精进学习。

因此，反馈代表着咨询师对晤谈历程的理解与回顾后的归纳摘要。反馈的内容，也代表着咨询师看重当事人在晤谈中所言、所投入的精力，因而，咨询师需要于晤谈结束前好好汇整晤谈所得，给予当事人合宜的反馈，以使反馈的内容能成为当事人在努力建构解决之道的过程中，一个操之手中的有效工具（de Jong & Berg，2012）!

案例对话与反思活动

关于反馈的给予，举例来说，咨询师可对一位因为有强烈社交恐惧反应而造成生活危机的女性当事人，提供以下的反馈：

〔赞美〕首先，我想要告诉你几个令我印象深刻的地方。其中之一，我可以看到你非常关心你的家庭，你希望看到先生与孩子更快乐，所以你想要找出能克服你社交恐惧的方法。

我非常惊讶你对奇迹愿景的图像非常清楚，你也十分愿意去尝试各种方法。而且，我也看到你已经做了很多不同的事。所以，我真觉得你是一个很有创造力的人。

〔桥梁〕我知道你很想要改变，而且你目前已经在做一些对你是相当有帮助的事情，这让我们更有空间去探讨如何改变你的情况。尤其，你是这么希望能拥有理想中的美好日子，也能使你的家庭更快乐。最重要的是，你知道你的改变，将会对你的家人造成好的影响，这是你十分重视的。所以，在这次晤谈后，我有以下的建议：

〔建议〕首先，请持续做你现在已经在做的这几件有效的事。像是来这里、祈祷或试着与人交谈。我看到安静的祈祷，让你会有勇气和力量去尝试行动。而且，如果在与人交谈时，当别人给你一个好建议时，你就会去试试看，再评估它是不是适合你。这真的很难得。还有，让自己休息、呼吸新鲜的空气等都是让你能尽快平静的有效方法。我真的很佩服所有你曾经尝试的事，那是多么地不容易，这些都是很可贵的有效方法，请继续去多做，然后，再特别注意你的生活会有些什么不同。

同时，也请你特别注意在这一周里，哪些日子你会感觉比较舒服一点，并且记录下在这些有舒服感觉的日子里，发生了什么特别不同的事以及发生这些事的经过，例如：何时发生？家里有什么不同？谁做了什么？自己的反应有何改变？然后，请下次回来这里时，再与我分享你的观察与你的体会。

咨询师自我反思

1. 在我的实务工作中，我观察到反馈对于当事人的协助为何？

2. 对照一般问题导向晤谈结束前的反馈形式，SFBT的反馈结构,其意图与内容有何独特性?

3. 当晤谈结束要给予反馈时,我所面临的挑战是什么?我要如何突破?

4. 观察型建议与行为型建议的设计有何原则?我曾经如何有效地给予两种建议?

5. 对于建议要发挥的实验精神,我的看法是什么?我如何持续发挥于晤谈的历程中?

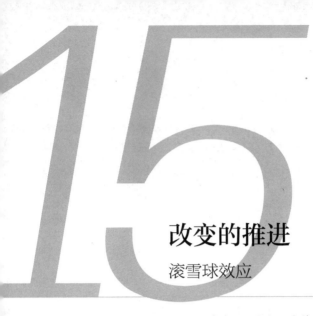

改变的推进

滚雪球效应

SFBT 相信,改变一直持续且不可避免地发生。SFBT 咨询师将会积极深究当事人些微变化之处,协助当事人提升对改变历程的自我意识、自我监控以及自我协助。透过对当事人进展的发现与强化,帮助其达成所欲目标,并从小改变获得大改变。

一如东方哲学所言之"人生无常"，任何人、事、物不会一直相同，没有任何事情是"不可能"发生或一直"永远如此"。SFBT相信，改变一直持续且不可避免地在发生，小的改变会带来大的改变，尤其正向改变是一定存在着的（David & Osborn，2000；Lipchik，2002）。

同样地，没有任何事情会无缘无故发生变化。在后续晤谈中，SFBT咨询师将会积极深究当事人些微变化之处，协助当事人提升对改变历程的自我意识、自我监控以及自我协助。透过对当事人进展的发现与强化，不仅能帮助当事人逐步达成所欲目标，产生正向的情绪状态，拥有满意的生活，而且当事人在此过程中的任何改变，也将会透过意识化与类化应用的练习，长期留驻于当事人的身上（许维素，2014）。

一、以实验精神推动改变

SFBT的后续晤谈，咨询师皆会先以"何处变好了，即使只有一点点？"的提问作为开场，并积极持续探问当事人在两次晤谈之间任何细微的进展或累进的改变。之所以不询问当事人"有没有"变好，是因为这样的问法会暗示咨询师有些怀疑当事人的进步或改善，也会加深当事人在晤谈过程中的矛盾及犹豫；而询问"何处变得比较好"的类似问句，将反映出咨询师对当事人于晤谈室外能够胜任地行动有信心。当然，这个问句还反映了其他重要信念：解决之道是建构于当事人对例外的知觉；而且，即使有问题存在的同时，仍然可以有小小例外产生（de Jong & Berg，2007）。

在后续晤谈的开始阶段，咨询师会略提上次晤谈中给予当事人反馈的内容或间接询问当事人执行上次建议的情况。如果当事人表示没有执行建议，咨询师并不会执意探讨当事人为什么没有完成上次的建议，反而转而询问有什么其他改变的发生。这样的选择是由于 SFBT 并不将咨询师的建议视为当事人问题的解答；建议只是一种激发，并非标准答案。在秉持当事人是他自己问题的解决专家并能替自己做出最好的决定的前提下，对于反馈中建议的完成，SFBT 重视的是：完成建议，对当事人来说，是否是他所同意解决之道继续建构的方向；或者，透过建议的激发，当事人愿意开始尝试采取任何他认为有意义的行动，是相当有意义的，即使当事人执行的不是咨询师所给的建议。

直接明了地询问当事人何以没有执行建议，有时让当事人感到有义务去解释为什么没有完成建议，咨询师也得要解释为什么认为当事人必须完成这个建议，如此，便将咨询师及当事人推到一个棘手的位置。咨询师内心所持的信念是：改变永远在发生；在两次晤谈之间，当事人的生活可能会有插曲发生，使得原先的建议变得不再那么有意义；或者，当事人的行动可能超越了建议的范畴，即使没有执行该建议，但其实却创造了另一个不预期的改变。亦即，当事人的进展可能具有目的性并与目标有关，也可能是具有其他意义、但与原来目标无关，因此询问当事人何以没有完成上次反馈中的建议，将会限制这些珍贵的可能性的发生，也失去咨询师给予建议本身所具备的"实验性"意义（de Jong & Berg, 2007）。

不管执行的是咨询师建议的行动或是当事人自发的行动，对当事人而言，行动后的结果往往会提高其对自己与现实的认识与评估，也会再对目标或策略进行修正，而提高日后行动的成功率；这样适切的事前评估、事后的合宜修正，将会化为当事人的一项成长能力。换言之，前次晤谈促发当事人在治疗室外执行行动的一小步之后，当事人的情况可能变得更好、没有改变或是变得更糟。倘若当事人是变得更好时，咨询师值得与当事人讨论他是如何做到的，并帮助当事人继续维持、扩展它。如果当事人没有改变或变得更糟时，咨询师仍能引导当事人去反思：是多做了什么或少做了什么，而让情况至少能持平？是否进一步修正原先的策略或目标？或者，是否现在要改为思考：现在需要先做什么，先让情况不更恶化或恶化的速度减缓，才是值得优先努力之处？所以，咨询过程不是一个能事先设计或能全然由咨询师掌控的过程，而是一个透过咨询师与当事人一起合作、一起发展目标与策略、一起实验与修正的"行动研究"过程。SFBT 此一依据实验精神、有如行动研究历程的晤谈精神可如图 15.1 所示（许维素，2013 & 2014）。

二、敏于推进当事人的小进展

（一）引发对进展讯号的关注

进展是相当难能可贵的。为了要发现与增强当事人小小变好之处，在后续晤谈中，咨询师常会用 EARS 的技巧积极介入。

EARS 导引，是 SFBT 后续晤谈中主要的系列介入方法。E，引发（elicit）：观察与引发当事人关注到什么事情已经变得比较好了；A，扩大（amplify）：拓展当事人变得较好之处，详细探讨其对自己、人际与解决问题的涟漪效应，以及达成改变的种种方法与执行细节，以能迁移到生活的其他地方；R，以态度与语言增强（reinforce）当事人产生的改变；以及 S 开始（start）：再次探索其他进展的成功经验（Pichot & Dolan，2003）。这样的EARS 的问句，将能引发当事人细细品味、欣赏与掌握描述自己的高峰经验与改变历程，而能懂得如何持续朝向目标迈进。

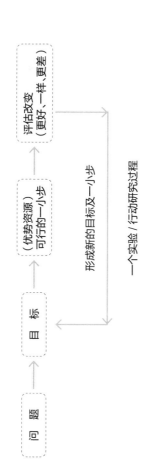

图 15.1　以实验精神进行 SFBT

问　题 → 目　标 → （优势资源）可行的一小步 → 评估改变（更好、一样、更差）

形成新的目标又一小步

一个实验 / 行动研究过程

在 EARS 引发关注改变的阶段中，如何发掘当事人小小的进展，是一个挑战。在晤谈一开场时，咨询师便需要积极倾听当事人话中所表露与隐含的正向改变，并予以反映、深入。例如当事人说："我虽然没有看电视，但是读了 5 分钟的书以后就读不下去了啊。"从这句话中，至少能看到当事人已经开始做到不看电视了，也有开始读书的微小改变。

除了倾听之外，咨询师还可以透过不同层次的例外问句，主动引出当事人的小小进展：

"上次我们见面后，你做了什么让自己有一点惊艳的事情？"

"这个礼拜里，你曾经什么时候表现得比较好？"

"上次晤谈后，有哪些事情是比较顺利进行的？"

"生活总是会有起伏的，哪些时候比平常一般的状况要再好一些些？"

咨询师可以注意自己引发进展的词汇，是否让当事人容易联想得起来自身的改变。如果咨询师询问当事人是否有变得"很好"时，答案很容易会是"没有"，但若探问的是"一点点""小小"的进展，则比较容易引发当事人回忆起小小成功之处：

"这几天，你哪一天没有被老师叫去办公室？"

"在这个星期中的哪一个晚上，你心情是比较平静一些些的？"

"在你所有的课程中，有哪一堂课是你现在能多参与一点的?"

"相较于前几周，这一周内有哪几天，是感觉家里的气氛和谐一些?"

"你是如何发现的?""这是怎么发生的?"

"以 1 分到 10 分，10 分表示很稳定，1 分表示不稳定，你觉得自己的状态，从上周到这周，是从几分到几分的变化?""在这一周内，哪一天是最高分，何以能发生这个高分的状态呢?"

类似于评量问句，特定行为的检核表也常可用来引发咨询师与当事人看到当事人自身的改变。亦即，咨询师可以采用现成的量表，或依当事人的整体状况、目标、特定议题(睡眠、情绪稳定、喝酒等)来设计问卷，以能具体帮助当事人及其重要他人检视出小小进步，继而邀请当事人探讨如何能够做得到、如何愿意去做。设计检核表时特别需要注意，检核表中每一栏的内容都需要是非常具体细小而可观察的正向行为向度，同时也是成长或复原过程中的重要项目，即使常被视为理所当然的向度(如接受赞美、能够考虑后果、与人合作、表达需求)。当然每一个向度也可加入"没有，一点点，不少，很多"等程度性的选项，以能增加观测改变的宽度。

采用检核表及其具体特定向度来报道当事人的进步，有时对系统中其他行政人员、转介者、经费提供者、家属，会是特别有说服力与有效益的。例如,这些进展向度的证明,可用于争取各系统中的相关资源(如经费)的继续支持;或者,若当事人周围的人可以透过检核表或各向度的观察,开始注意到并愿意赞美当事人小小改变,往往当事人会更愿意继续努力,其表现也易稳定或有所进展。当然,检核表中当事人尚未达成的向度,也可成为咨询师再与当事人具体讨论如何前进的参考方向(许维素,2013 & 2014)。

通常当事人变得不好或实验无效时,多会主动告诉咨询师,但若有小小改变时,当事人则不见得会向咨询师提及。咨询师记得一定要探问当事人接受晤谈后有何不同 —— 唯有咨询师问了,才会知道当事人有没有进展(Korman,2011)。

(二)强化进展的再发生

在 EARS 的扩大进展阶段,对于当事人一些进展,咨询师会振奋地引导当事人回应"自我赞美"或"间接赞美"的提问,来强化当事人的改变,并将改变的功劳与责任回到当事人身上,以让当事人的合理掌控感可以增加。例如:

"这是你之前做过的吗?"

"你怎么会想到要试着把你的想法告诉父母?"

"你当时是怎么决定把书拿出来看的?"

"多告诉我一点,你做了什么,让你不再发脾气?"

"你可以走开，而不是回骂他——做出这样的决定，谁最惊讶?""之后，他对待你又有何不同?"

"当你开始照顾自己时，你的父母看到了什么?""之后，他们对你又有何不同?"

扩大阶段特别值得探究的重点，还包括：当事人到底如何"决定"与"判断"要去做、帮助其做到时的人、事、时、地、物、细节以及执行后对自己与别人的循环影响等。亦即，对于当事人的细微改变，包含的范围可有很多层面，可以达成的方法也会很多元。所以，需要多运用一些"W""H"问句来追问细节，如：

（1）WHEN：何时做到的? 然后发生了什么?

（2）WHERE：你在哪里做这些事? 你还可以到哪些地方去做同样的举动?

（3）WHO：谁在旁边? 谁注意到了? 谁有帮助你? 他们的反应是什么? 你是怎么注意到他们的不同的? 他们的反应不同时，你做了些什么? 他们认为你的改变对你有什么帮助? 你的不同又怎么影响你们的互动?

（4）HOW：你怎么做到的? 你是怎么判断这是对的? 你是怎么决定要这样做的? 这为什么有用? 你如何知道你可以再多做一点?

当咨询师能对当事人的进展探讨得越细致、所探讨的面向越多时,当事人也越易觉得改变是可贵的、影响是很大的,也越容易肯定去重复良好行为的重要性。亦即,进展与例外的效益很像,都会让当事人知道什么是朝向目标及建构解决之道的重要元素。

当然,在咨询师扩大进展的同时,记得要正向增强当事人的改变,例如非口语的增强,包括:身体的前倾、表情的专注、声调的喜悦惊讶等,并配搭一些口语的增强:"太棒了!你再说一遍!""你真的做了!哇!"等直接赞美。当然,这正向增强的强烈度与方式,需配合情境以及当事人的接受程度(许维素,2009 & 2013)。

探讨当事人在晤谈后小小的进展,是非常重要的,因为这些改变都是可贵的、不易得来的,需要特别加以珍视和强化。若能进一步大大增强这些小进步并加以扩大巩固,就有可能扭转当事人的问题行为模式,带动正向行为表现的循环;因此,呼应着"多做对的,就没空做错的"信念,小小的进展是引发和维持当事人持久改变的重要可能性(许维素,2014)。

(三)自我协助的提升

在每次后续的晤谈中,咨询师将会多开启几次"何处已变好了"之 EARS 循环。SFBT 咨询师相信,若当事人能多做正向有利的事时,问题的发生就会自然减缓。透过晤谈汇整了造就这些进展的核心要素、意义与各方策略，将让当事人本来"觉得"自己"好像"有改变，转而能相信自己"真的是"有所改变（de Shazer et al., 2007），而懂得巩固、维持或扩大这些正向转变。对于当事人如何维持改变的方法、如何保持进展的自信，正表示了当事人能够"自我协助"的程度与方法，是为 SFBT 相当看重之处（Korman, 2011）。

换言之，引导当事人更有意识地明了如何累积进展，以及更觉察小改变带来生活与人际上各方的连锁影响，将使当事人更有意愿努力于维持、内化、巩固已有的改变，并继续运用这些进展往达成来谈目标的方向前进。往往，如滚雪球效应一般，当事人还会自发创意地扩大与类化已有的进展，持续累进新的正向经验。于是，当事人将更能自我肯定与强化，也更懂得和问题共处及自我照顾，自然当事人身上便会出现明显的正向思维与正向情绪。甚至，当事人还能化被动为主动地解决问题，更能离开受害者角色，对于未来更具有力量感与希望感，而更能掌握生命的自主负责及限制性（许维素，2009）。

因此，"小改变成大改变""一个改变带来更多的改变"的跨情境的"滚雪球效应"，是由持有系统观的 SFBT 咨询师所积极催化出来的；当然，也是由当事人本人自己创造了改变，并有意识加以维持的（许维素，2014）！

三、看似没有进展时

（一）优先维持稳定的意义

在后续晤谈一开始，当事人也可能无奈地表示，自上次晤谈之后，"并没什么不同"。咨询师不必为这种回答而失望，因为其中可能还是会有正面的含义。例如，"没什么不同"代表着情况并没有朝着负向方面发展，也表示了当事人仍然有能力控制与维持自己的生活与状态，而使情况可以"停止"恶化。所以，"先维持目前状况的意义"以及"如何使情况没有变得更糟"，或可成为值得接续探讨的方向。

咨询师还可引导当事人思考的是：即使没有所谓持续进展，是否是已经有了小小改变之后才有所停滞？有时，当事人及其周围的重要他人，多会希望在当事人有前进之后，立刻加速当事人的进展。但是，对于有些当事人而言，这样的期待反而容易被解读为大家要求过多，或自责自己的努力仍无法让大家满意。所以，在推进当事人产生更大的改变之前，咨询师可以思考与当事人讨论的是：如何多做什么，而能"'维持'目前已有的改变"。例如询问：

"你如何还愿意再做一次？"

"如果你多做几次，你的生活会有什么不同？"

"你需要什么力量，才能持续去做？"

"你有多少信心可以继续维持?"

"你的好友会如何帮助你继续稳定你的心情?"

"当你能继续做时,别人的反应会是什么?""对你的生活有何影响?"

成功都是需要一小步、一小步地累积而得,而且,每个人改变的曲线也不尽相同。有人是跳跃性的前进;有些人则是螺旋式的改变;有些人则如登阶梯,一步一步地往前;有些人则为前进一步后,需要很久之后才能再进一格。咨询需要配合当事人改变的速度与方式,而先维持当事人已有的改变,是在期待当事人更有突破之前,可先大大致力探讨之处。在当事人更为稳定时,再适时地多提醒他未来的可能挑战,或是鼓励他再多做些改变,才容易成功。莫忘了 SFBT 认为,会来谈的当事人,往往面临一定程度的挑战,所以,当事人晤谈后的每一个小小改变,都是很可贵的,而维持改变、甚或没有更恶化,往往就已经不是一件容易的事了(许维素,2013)。

（二）当情况变糟时的可贵应对

若当事人表示于上次晤谈后,生活变得更差,咨询师需要问明详情并表示理解后,或可以"事情总会有起起伏伏"的一般化来作为回应。因为,灾难、意外、疾病,以及其他不可预测的事件,都可能突然发生在任何人的生活里,而使得情况一时变得更为棘手。同时，对于当事人所描述的种种变糟的情况或突如其来的事件，咨询师以尊重的态度倾听当事人描述，以开放的心去倾听与重新建构出其中的细节变化与重要意义，并尝试了解：较之过去，当事人"此次"处理这些情境的方式是否已经有了小小的进展（如反应较为迅速些），或者事情恶化的速度，是否较之常态已经慢了许多，以能对照出当事人所拥有的优势之处。此时，咨询师常采用应对问句予以引导，以能协助当事人客观检视情况的变化，并能于接纳自己的同时，再次觉知个人优势力量，尤其是自发性解决问题的应变能力（Pichot & Dolan, 2003）。例如：

"这星期有这么多事情超出你所预期的，你是如何渡过难关的？"

"许多人在面临这么多突发的挑战时，常无法面对。所以，你是运用了什么力量来帮助自己撑过来的？"

"与上次你们争执的情况比较起来，你觉得这次争执的情况跟上次有何不同？""尤其你在处理你孩子的方式上有什么不同？""为什么会有此差别？"

同理，面对当事人变得更糟的反应，咨询师千万别急着期许让当事人的情况全然立即改善，反而可以先行探讨如何让当事人回到前一周的平稳，或者如何先让恶化停止，可能是目前较为可行的一小步：

"事情总是起起伏伏,有时候会好一点,有时会变糟,然后又会再好起来。所以你认为需要什么,才能帮助你再恢复到上周评量分数的状态?"

"关于你们的关系以及处理离婚的情况似乎是在恶化中。根据这几周你们关系的起伏与下滑的情况,你觉得要如何才能让情况不再这么快速地继续恶化下去?"

咨询师千万不要忘记目标在 SFBT 中的重要性。于后续晤谈中,咨询师除了探讨进展,还会持续检核当事人于当次晤谈的所欲正向目标,或者,在合适时机直接询问当事人对晤谈效果的看法,以随时与当事人对焦晤谈的走向(许维素,2014)。同样地,若当事人表示没有改变、变得更糟或不想再投入于晤谈中时,咨询师可能需要与当事人重新一同检视:当事人期待的晤谈效果是什么?所持的真正目标究竟是什么?有时,透过这些检视历程,反而能真正帮助到当事人发现自己想要的目标,而推进了晤谈的进展(David & Osborn, 2000; Lipchik, 2002)。例如:

"对你来说,这次晤谈进展如何?"

"我们要继续围绕功课这个话题,还是你对交友更感兴趣?"

"这是你感兴趣的吗?"

"这是我们要花时间谈论的吗?"

"我们谈论什么,会更加帮助到你?"

"有什么问题是你希望要我问,而我却没有问的?"

"在1分到10分的量尺上,1分代表这次晤谈没有任何帮助,10分代表好到不能再好了,这次晤谈的得分是在几分的位置?"

"你认为,如果这次晤谈效果的分数能够提高1分,我需要做些什么?"

"如果想要这次晤谈效果的分数提高1分,你需要做些什么?"

类似地,倘若当事人一直没有改变,咨询师也需要重新检视自己是否不自觉地为当事人设定了目标,且此目标不是当事人"愿意"去做或"能够"做得到的。例如咨询师可以反思的是:

"我想要帮助当事人改变什么?"

"是什么让我想要帮他?"

"是什么让我觉得我有能力帮他?"

"是什么让我觉得他愿意接受我的帮助?"

"是什么让我觉得他能做得到我希望他改变的行为?"

"是什么让我觉得他愿意去做我想要他改变的行为?"

"我是否越俎代庖地替当事人决定了目标?"

"我要如何做,才能再增强当事人一些些合作与改变的意愿呢?"

从这些检视中,咨询师一方面可以试着回到未知的身后一步引导立场，将能帮助自己找到让当事人愿意改变的一个小小突破点。

（三）启动系统的支援

当事人的改变本就需要时间，若当事人暂时不愿意改变或持续无法改变时，咨询师可以先了解与评估一下："系统的改变"，是否会是比较容易的选择？—— 在当事人的生活系统中，谁最容易或愿意改变？如同"牵一发而动全身"的概念，SFBT相信当事人生活系统中的小改变，将可能会带来大改变，包括当事人自身的改变。

举例来说，当事人不愿意停止去网吧的行为，但当事人的父母很有改变的意愿，此时，咨询师或可用一种称许、欣赏的态度来与当事人的父母讨论：他们可以执行什么不同以往的处理方式，或许就有可能推动当事人的小小改变。又例如，青少年当事人陷于孤单无助之中，咨询师也可以与班主任讨论如何改变班级的人际互动（如先邀请班上功能良好的同学主动关怀），以协助当事人的处境不至于更糟。再例如，对于被忧郁症所困扰的学生，无法每节课都能上课时，学校的制度若能允许当事人先到学校辅导室自习，再努力渐进增加进班的次数，而有过渡阶段的支持。当然，若当事人的情况恶化且立即有生命危机时，立刻采取通报行动或进行安全网的系统建置，便成为咨询师第一优先的必要行动。

　　类似的概念是，强化当事人的改变以及预防其复发的最好方式之一，就是当事人的生活系统也能同时有所改变。例如，在合适时机，咨询师可具体提出青少年的小小进步以让家长与老师知道，并鼓励他们一起来增强当事人的改变，将使当事人的改变更为稳定。或者，配合着当事人提出的需要，咨询师同时与当事人周围的大人商讨，如何以当事人能接受的有效方式，改善彼此的互动，包括如何提醒与预防当事人可能的复发，那么，将事半功倍地提高辅导这些青少年的成效。所以，在晤谈室中，咨询师可以多利用关系问句的探索，深入了解：在当事人的生活中，谁对当事人最有影响力？当事人最在乎谁？谁最能帮助当事人维持改变？谁能定时评量与鼓励当事人？谁对当事人的复原有兴趣？他们如何对当事人有所助益？这些问句的信息，将能激发系统改变的支援计划。

　　亦即，当事人的支持系统若能随当事人的改变而有所强化，当事人（特别是青少年）的正向行为也就比较容易产生与维持。同理，面对当事人暂时没有改变或不断复发的情况，除了持续理解当事人、尊重当事人、邀请当事人、等待当事人之外，也可先启动当事人的生活系统与社区资源，是咨询师暂时能够先做的事（许维素，2011c；Berg& Reuss，1998）。"日久见人心""滴水穿石""精诚所至、金石为开"等的可能性仍是存在的。

当事人周围的人若能继续地关怀与协助当事人,仍然很有可能会激发当事人的改变,至少周围的人持续的努力,也常是促使当事人酝酿改变决心的酵素(许维素,2013)。

四、毕业典礼般的结案

SFBT是一个着重"改变"的对话,而非"问题式谈话"的对话。SFBT企图引导当事人从"问题式谈话",经由"未来式谈话",而能展开"策略式的谈话"。晤谈的一开始,虽然当事人常为问题导向并对未来无望,但是透过SFBT的乐观导向的对话以及各种"解决导向"及"策略性导向"的问话,将引发当事人的动机、形塑所欲的未来生活及具体目标以及掌握明确可行的行为改变。亦即,SFBT透过解决导向的对话,使得当事人在面对问题时,愿意去思考:对他来说,什么是有效的解决方法以及这些方法是如何产生的,如此一来,当事人不会一直陷在问题里,而能减少挫折感、增加自我效能感;进而,SFBT帮助当事人了解自己如何可以维持已经拥有的一切、如何再学习欠缺的不足,以及如何评量自己的行为策略等,而懂得追踪并强化自身的改变(O'Connell, 2001)。所以,SFBT是一个能引发当事人"知觉转移"及"重新建构"问题的取向,让当事人从固着于问题的状态,转移至朝着各种可能性的方向前进,而缩短晤谈的时间,加速结案（Corey, 2013；O'Connell, 2001）。

其实，关于结案，SFBT 于一开始便以成果问句在预备晤谈的结束（Berg & Reuss, 1998）：

"何时你觉得不用再来晤谈？"

"以 1 分到 10 分，10 分是你不用再来晤谈了，1 分是你决定来晤谈那时的状态，你目前处于几分的位置？"

强调接受限制但不放弃希望的生命哲学的 SFBT，咨询师会协助当事人保持改变的动力，保持一小步的进展，以能协助当事人平稳地、有信心地继续朝目标迈进。然而，SFBT 也认为当事人在往好的方向发展时，只要到达能"够好"程度即可计划停止晤谈，因为生活本来就不能全然完美或没有任何问题，当事人只要能应对生活种种所需，即可预备结案（许维素，2013 & 2014）。所以若当事人对于自己的状况稳定维持的程度以及自信于自行处理后续问题的评量，在 10 分量尺上的位置是 7、8 分时，就可以考虑结束晤谈。德容与伯格（2012）追踪访谈当事人发现，当事人认为在 7、8 分的状态下结束晤谈时，暗示着咨询师相信当事人可以自己完成后续行动；而当自己的情况更为改善时，当事人会更归功于自己，其自我效能感将会更为强壮。

在结案前中，咨询师会与当事人整合性地汇整与确认当事人参与晤谈的收获、整体改变及其意义与影响，也会与当事人探讨如何将晤谈产生的进展或应对困境中的经验,持续应用于晤谈结束之后的生活中,其常包括的向度如:如何继续维持目前的进展、对维持进展的信心、对下一步行动之信心、如何承受继续存在的痛苦、如何不更糟地应对、可能将会面对的未来挑战、可继续努力的目标等,或预计结案的时间与具体步骤等,以促使当事人更能掌握晤谈所得,能于晤谈结束后,更有信心、动力与希望感地、继续稳定地自我协助(许维素,2009)。

德·沙泽认为"SFBT不做没有必要的次数",科曼(2011)也呼吁别受长期治疗的影响,应有晤谈次数的概念与限制。所以,SFBT不是因为当事人的特性来决定晤谈的次数,而是由咨询有无协助当事人完成目标以及建构解决之道而定。虽然SFBT晤谈次数并没有明显的规定,但较之其他取向的咨询,SFBT在较少次数下产生一样有效的疗效,甚至对于某些特定议题,晤谈的次数还更短些(Macdonald, 2007)。当然,若晤谈几次之后,若当事人没有具体改变,或者咨询师自觉无法协助当事人有所改变,咨询师需要遵照咨询专业伦理,主动与当事人讨论如何转介至其他咨询师或协助单位(Korman, 2011;Macdonald, 2011)。

因此,SFBT如何拓展进展以及晤谈何时结束的方式,突显了SFBT相信当事人是有能力建构解决之道并使其生活变得更好的深度信任。也因此,当事人的结案,更像是在咨询师的祝福下,拥有了阶段性"毕业典礼"时的成熟美丽(Macdonald,2011)!

案例对话与反思活动

当事人:这样跟你谈过几次之后,我觉得真的学到很多啦。我真的有回去想、回去思考。

咨询师:哇!真的!很棒啊!有一些学习、有思考,可以多说一些吗?(展开 EARS)

当事人:就是说把我们所谈的,我回去又反复想一想。好像我有一个动力,对工作那种投入愈来愈强,也好像更有信心去面对那些问题。对,更有力量!

咨询师:所以更有动力、对工作更投入、更有信心面对问题。你是怎么做到的?(引发当事人意识改变的方法)

当事人:我就是很努力集中注意想如何解决问题,像在这里晤谈,别一直怪自己怎么这么笨。

咨询师:那么,对于自己能继续集中注意想如何解决问题,而不责怪自己,你的信心是几分?如果 10 分是很高,1 分是很低的话。(了解改变后的现况)

当事人:这部分的信心不会低了,大概可以 7 分。工作可以稳定下来了,比较不让我担心。但是 …… 嗯 …… 怎么说呢 …… 唉,对我先生突然过世这个部分,我还是会想起先生的死,想起来还是会哭啊。

咨询师:当然,当然,这是很自然的。(一般化的支持)

当事人:要一下子忘记相处二十年的先生,真不是一件容易的事。但是我希望自己别再哭了。哭是无济于事的。

咨询师:是的,是的。那么,你觉得最近想起先生会哭,跟前几周的情况,是一样吗,还是有不一样?(再次引发小改变的觉察)

当事人:是比较不慌张吧。时间也短一些。

咨询师:你觉得你怎么会有这些变化的?(EARS再次启动)

当事人:我也不知道,自然而然的吧。

咨询师:那么,在这一周内,当你想起先生又一直哭、又有些恐慌时,你都做了些什么事情,对你有了一点点帮助的?(探讨自发应对方法)

当事人:我就是一直在处理先生的事情而已,就是转移注意力吧。

咨询师:你处理了哪些事情呢?(EARS)

当事人:像是一些保险、财产啊,弄房间里的东西。

咨询师:在这么难受的情况下,是什么让你还能处理这些事情的?

　　当事人：这些都是得做的事情啊。

　　咨询师：当你在做这些事情的时候，是一直哭，还是可以如平常一样地在处理？（确认有无新的进展）

　　当事人：嗯，怎么说……面对外人时，好像哭得少一点了。

　　咨询师：哦，面对外人时，你是如何做得到控制自己少哭一点？（引发进展的意识）

　　当事人：这是我现在唯一能为先生做的事情了，我一定得努力控制，才能把事情完成，像是跟人家沟通。

　　咨询师：你真的很希望你能为先生做些事情。（肯定目标）

　　当事人：当然，我以后再也无法为他做什么了。

　　咨询师：如果你先生在天有知，你猜，对于你的想念、你的种种努力，他可能会说些什么？（强化进展）

　　当事人：嗯，我不知道……希望他不要难过。

　　咨询师：那么你希望他怎么想呢？

　　当事人：希望……希望他能相信我能为他站起来的。

　　咨询师：虽然需要一些时间，当他看到什么，就知道你已经站起来了？（开始寻找下一步的目标）

　　当事人：就是我能更振作，更有信心把孩子养大。对，嗯……我应该是要振作起来的。因为，我希望自己可以尽快恢复正常，不用再来见你、来晤谈了。

　　咨询师：那么，以 1 分到 10 分，10 分是你觉得可以不用再来晤谈了,是很振作的、有信心把孩子养大,1分是很需要继续谈,你觉得你自己目前在几分的位置?(了解现状与目标的差距,企图找寻下一步行动)

当事人:我觉得5分了。

咨询师:嗯,怎么说有5分呢?

当事人:我已经知道如何帮助自己了。现在就是继续练习信任自己可以做得到、熬得过去这个低潮。

咨询师:继续练习信任自己,是的。那么,让我了解一下,以1分到10分,10分表示你很信任自己,1分表示你很不信任自己,目前你自己在几分的位置?

当事人:7分。

咨询师:你觉得到几分左右,就可以结束晤谈?(了解晤谈的终点)

当事人:9分,得9分。

咨询师:9分的你跟现在会有什么不一样呢?(描绘愿景的图像)

当事人:责怪自己更少,更多安慰自己,想起先生哭的次数变少。

咨询师:还有呢?

当事人:哭的时候不会怪自己,不会害怕。

咨询师:那么当你想起先生又哭的时候,9分的你是怎么想的?

当事人:就是相信自己哭一下就会好了。就哭一下,然后回去做该做的事情。不是失控的,是想念地哭一下。

咨询师:你能这么清楚9分的你,真的很不容易。

当事人:真的吗?人总要向前进的。

咨询师:那么,现在你信任自己的分数是7分,需要多做什么或开始做些什么,比较有可能向8分前进?(企图寻找一小步)

当事人:当我觉得不高兴时,我就要停下来问问自己怎么了,而不是责怪自己怎么这么笨或是无能,或者怪自己怎么还没有走出这个低潮。

咨询师:是的。那么当你万一掉到6分时,你想你如何帮助自己回到7分?(讨论复发应对)

当事人:我会找上次跟你讲的朋友,或者回头看我的日记提醒自己。

咨询师自我反思

1. 对于进展的变化,我平日看重的程度如何?若我更懂得看重与运用,对我个人生活,会有何帮助?

2. 对于后续晤谈当事人常见有进展、一样或更糟的变化,我如何帮助自己稳在 SFBT 的思维轨道上？

3. 从上述的案例对话中，咨询师如何帮助当事人关注并企图推进当事人的小小进展？咨询师综合使用的是哪些 SFBT 技术？

4. 对于 SFBT 初次晤谈、后续晤谈与结案的架构，我的理解是什么？当我更能掌握时，我会如何检视自己的进步？

5. 一直以来，有助于我学习与精进咨询专业的有效方法是什么？我如何使 SFBT 更进入我的晤谈思维与介入当中？当有什么讯号时，我就知道自己在 SFBT 的专业发展道路上了？届时，我会如何继续鼓励自己继续前进？

参考文献

英文文献

Berg, I. K.(2003). Supervision and mentoring in child welfare services: Guidelines and strategies. http://www.sfbta.org.

Berg, I. K., & Briggs, J. R.(2001). Treating the person with a gambling problem. From solution-focused brief therapy: Overview. The on-line course in the winter semester of University of Wisconsin-Milwaukee(guawm_7770–1100_2003m11).

Berg, I. K., & de Shazer, S.(2003). Supervision and consultation in solution-focused brief therapy. The on-line course in the winter semester of University of Wisconsin-Milwaukee(guawm_7770–1111_2003m01).

Berg, I. K., & de Shazer, S.(2004). Supervision and consultation in solution-focused brief therapy. The on-line course in the winter semester of University of Wisconsin-Milwaukee(guawm_7770–1111_2004m09).

Berg, I. K., & Dolan, Y. (2001). Tales of solution: A collection of hope-inspiring stories. N. Y.: W.W. Norton & Company.

Berg, I. K., & Reuss, N. R. (1998). Solutions step by step: A substance abuse treatment manual. New York, NY: W. W. Norton & Company.

Berg, I. K., & Steiner, T. (2003). Children's solution work. New York, NY: W. W. Norton & Company.

Bond C., Woods K., Humphrey N., Symes W., Green L. (2013). The effectiveness of solution-focused brief therapy with children and families: A systematic and critical evaluation of the literature from 1990-2010. Journal of Child Psychology and Psychiatry, 54, 707-723.

Corcoran. J. (1998). Solution-focused practice with middle and high school at risk youths. Social Work in Education, 20, 232-236.

Corey, G. (2013). The theory and practice of counseling and psychotherapy (10th ed.). Brooks & Coles, Cengage Learning.

David, T. E., & Osborn, C. J. (2000). The solution-focused school counselor: Shaping professional practice. Philadelphia, PA: Accelerated Development/Taylor & Francis.

De Jong, P. D., & Berg, I. K. (2007). Instructor's resource manual for interview for solutions (3rd ed.). Retrieved from http://

www.sfbta.org.

De Jong, P. D., & Berg, I. K. (2012). Interview for solutions (4th ed.). Pacific Grove, CA: Brooks/Cole.

De Shazer, S., & Miller, G. (2000). Emotions in solution-focused therapy: A re-examination. Family Process, 39 (1), 5-23.

De Shazer, S., Dolan, Y. M., Korman, H., & Trepper. T. (2007). More than miracles: The state of the art of solution-focused brief therapy. Philadelphia, PA: Haworth Press.

Egan, G. (2010). The skilled helper (9th ed.). Brooks/Cole.

Fiske, H. (2003). Considering reasons for living: Solution-focused conversations with suicidal people. SFBTA Conference.

Fiske, H. (2008). Hope in action: Solution-focused conversations about suicide. New York, NY: Routledge.

Franklin C., Trepper T. S., Gingerich, W. J., & McCollum, E. E. (2012). Solution-focused brief therapy: A handbook of evidence-based practice. Oxford, England: Oxford University Press, 98-104.

Gingerich W. J., Eisengart S. (2000). Solution focused brief therapy: A review of the outcome research. Family Process, 39 (4), 477-498.

Gingerich W. J., Peterson L. T. (2013). Effectiveness of

solution-focused brief therapy: A systematic qualitative review of controlled outcome studies. Research on Social Work Practice, 23 (3), 266-283.

Gutierrez, L. M., Parsons, R. J. & Cox, E. O. (1998). Empowerment in social work practice : A sourcebook. Pacific Grove, CA : Brooks/Cole.

Hearling, S.& Bavelas, J. B. (2011). Can questions lead to change? An analogue experiment. Journal of Systemic therapy, 30 (4), 30-47.

Kim J. S. (2008). Examining the effectiveness of solution-focused brief therapy: A meta-analysis. Research on Social Work Practice, 18, 107-116.

Kim J. S. (2014). Solution-focused brief therapy: A multicultural approach. London, England: Sage publications Inc., vii, 37-43.

Kim J. S., Franklin C. (2009). Solution-focused brief therapy in schools: A review of the outcome literature. Children and Youth Services Review, 31 (4), 464-470.

Kim, H. (2006). Client growth and alliance development in Solution-focused brief family therapy. Unpublished doctoral dissertation, State University of New York, Buffalo, NY.

Kim, J. S., Franklin, C., Zhang, Y. P., Liu, X. W., Qu, Y., & Chen, H. (in press). Solution-focused brief therapy in China: A meta-analysis. The Journal of Ethnic and Cultural Diversity in Social Work.

Korman, H. (2007). Common project. Solution-Focused Brief Therapy Association 2007 Conference. Retrieved from http://www.sfbta.org/conferences/2007.html.

Kremsdorf, R., Slate, L., Clancy, C., & Garcia, J. (2011, November). Small steps in incorporating solution-focused practices within a mental health agency: An interactive discussion. Paper presented at the 2011 Solution-Focused Brief Therapy Association Conference, Bakersfield, CA.

Lammarre, J. (2005). Clinical training in solution-focused therapy. In T. S. Nelson (Ed.), Education and training in solution-focused brief therapy (pp. 143-148). New York: Wiley.

Lipchik, E. (2002). Beyond technique in solution-focused therapy: Working with emotions and the therapeutic relationship. New York, NY: The Guilford Press.

Macdonald, A. J. (2007). Solution-focused therapy: theory, research & practice. London, UK: Sage.

Macdonald, A. J. (2011). Solution-focused training manual.

London, UK: Sage.

Murphy, J.J., & Duncan, B.L. (1997). Brief intervention for school problems: Collaborating for practical solutions. New York: Guilford Press.

Nelson, T. S. & Thomas, F. N. (2007). Assumptions and practices within the solution-focused brief therapy tradition. In T. S. Nelson, & F. N. Thomas (Ed.) Handbook of Solution-Focused Brief Therapy: Clinical Applications. Haworth Press.

O' Connell, B. (2001). Solution-focused stress counselling. N.Y.: Continuum.

Pichot, T., & Dolan, Y. (2003). Solution-focused brief therapy: Its effective use in agency settings. New York, NY: The Haworth Clinical Practice Press.

Simon, J. (2010). Solution focused practice in end-of-life and grief counseling. New York, NY: Springer.

Steiner, T. (2005). Using solution-focused brief therapy with children and adolescents. Singapore: Academy of Solution Focused Training Institution.

Taylor, L. (2010). Workshop manual for training for trainers and supervisor. Alberta, Canada: 2010 Solution-Focused Brief Therapy Association Conference.

Thomas, F. N. (2013). Solution-focused supervision: A resource-oriented approach to developing clinical expertise. New York: Springer Science+Business Media.?

Trepper, T. S., Dolan, Y., McCollum, E. E., & Nelson, T. (2006). Steve de Shazer and the future of solution-focused therapy. Journal of Marital and Family Therapy, 32 (2), 133-140.

Trepper, T. S., McCollum, E. E., De Jong, P. , Korman, H., Gingerich, W., & Franklin, C. (2010). Solution-focused therapy treatment manual for working with individuals. Retrieved November 15, 2010, from http://www.sfbta.org/research.html.

Walter, J. L., & Peller, J. E. (1992). Becoming solution-focused in brief therapy. N.Y.: Brunner/Mazel.

Webb, W. H. (1999). Solutioning: Solution-focused interventions for counselors. Philadelphia, PA: Accelerated Press.

中文文献

林家兴,王丽文.心理治疗实务.台北:心理出版社,2000

C. E. Hill, K. M. O'Brien.助人技巧:探索、洞察与行动的催化.林美珠,田秀兰译.台北:学富出版社,2000

许维素,李玉婵,洪莉竹等.焦点解决短期心理咨商.台北:张老师文化事业公司,1998

许维素,蔡秀玲.高中职辅导教师焦点解决团体督导成效之研究.教育心理学报.2008,39(4):603—622

许维素,郑惠君,陈宇芬.女大学生焦点解决网络实时咨商成效与相关议题研究.教育心理学报.2007,39(2):217—233

许维素.中学教师焦点解决短期咨商训练课程方案成效之研究.教育心理学报.2002,33(2):57—77

许维素.焦点解决短期心理治疗的应用.北京:世界图书出版社公司北京公司,2009

许维素.焦点解决短期治疗高助益性重要事件及其谘商技术之初探研究.教育心理学报.2009(41):271—294

许维素.建构解决之道 —— 焦点解决短期治疗.宁波:宁波出版社,2013

许维素.焦点解决短期治疗理论与实务.台北:心理出版社,2014

P. D. Jong, I. K. Berg.建构解决之道 —— 焦点解决短期治疗的会谈.许维素译.台北:心理出版社,2013

图书在版编目（CIP）数据

尊重与希望：焦点解决短期治疗/许维素著.—
宁波：宁波出版社，2018.10（2025.3 重印）
ISBN 978-7-5526-3277-4

Ⅰ.①尊… Ⅱ.①许… Ⅲ.①精神疗法 Ⅳ.
① R749.055

中国版本图书馆 CIP 数据核字（2018）第 169799 号

版权合同登记号　图字：11-2018-464 号

尊重与希望
焦点解决短期治疗

————————　许维素　著　————————

出版发行	宁波出版社
	（宁波市甬江大道 1 号宁波书城 8 号楼 6 楼　315040）
策划编辑	陈　静
责任编辑	陈　静　张利萍
责任校对	黄　薇　虞姬颖
封面设计	连鸿宾
印　　刷	宁波白云印刷有限公司
开　　本	880 毫米 × 1230 毫米　1/32
印　　张	13.75
字　　数	256 千
版　　次	2018 年 10 月第 1 版
印　　次	2025 年 3 月第 14 次印刷
标准书号	ISBN 978-7-5526-3277-4
定　　价	68.00 元